Die
ägyptische
Augenentzündung
unter der
Königl. Preuſs. Besatzung in Mainz.

Ein Beitrag
zur
nähern Kenntniſs und Behandlung dieser Augenkrankheitsform.

Von
Dr. Joh. Nep. Rust,
Ritter des Königl. Preuſs. rothen Adler-Ordens und des eisernen Kreuzes etc.

Der Ertrag ist zur Unterstutzung der blinden Königl. Preuſs. Invaliden bestimmt.

Berlin, 1820.
Gedruckt und verlegt
bei G. Reimer.

Dum spectant laesos oculi, laeduntur et ipsi,
Multaque corporibus transitione nocent.

Ovidius de remed. amor. v. 65.

Seiner Excellenz

dem

Königl. Preuſs. General-Lieutnant

auſser Dienst,

Herrn von Boyen,

des Königl. Preuſs. rothen Adler- und des Kaiserl. Oesterreichischen Leopold-Ordens Groſskreuz, des Verdienst-Ordens mit Eichenlaub, des eisernen Kreuzes erster und zweiter Klasse, des Kaiserl. Russischen St. Georgen-Ordens dritter Klasse, des Konigl. Schwedischen Schwert-Ordens etc. Ritter,

in Ehrfurcht

gewidmet.

Wenn es mir gelungen ist, durch die Bearbeitung dieser Schrift die Kunst und Wissenschaft zu bereichern, so habe ich es vorzüglich den einsichtsvollen Anordnungen, welche die Verwaltung des von Ewr. Excellenz niedergelegten Ministeriums auszeichneten, und dem ehrenden Zutrauen zu verdanken, das Ewr. Excellenz durch Uebertragung des ärztlichen Commissions-Geschaftes, Behüfs der Tilgung der unter den königl. preufs. Truppen in Mainz herrschenden Augenentzündungs-Epidemie, in mich zu setzen die Gnade hatten.

Nur dadurch, dafs Ewr. Excellenz mir die Gelegenheit verschafften, dieses verheerende Augenübel in seiner ganzen Ausdehnung beobachten und kennen zu lernen, so wie die dagegen in Vorschlag gebrachten Heil- und Schutzmittel an Ort und Stelle selbst prüfen zu können, ist es mir möglich geworden, dieser Epidemie wirklich Gränzen zu setzen, und dieser Schrift jene practischen Erfahrungen zum Grunde zu legen, ohne welche kein Heil aus allem unsern Wissen für die leidende Menschheit hervorgeht.

Diese Ueberzeugung ist es, die es mir zur angenehmen Pflicht macht, Ewr. Excellenz meinen hohen Dank hiermit darzubringen, und die Gesinnungen der ausgezeichnetsten Hochschätzung öffentlich auszusprechen, mit welchen ich in jeder Lage des Lebens respectvoll zu beharren die Ehre haben werde

Ewr. Excellenz

unterthänigster

Dr. Rust.

Vorwort.

Einfach und anspruchlos tritt diese Schrift in die Welt. Möchte sie doch ihren Zweck, der leidenden Menschheit zu nützen, nicht ganz verfehlen. Sie ist besonders bestimmt, jüngere und in der Augenheilkunde minder erfahrne Aerzte mit der Natur und der Behandlung eines Uebels näher vertraut zu machen, das in seinen Wirkungen oft so verheerend ist, daſs es dem Menschen das Edelste was er besitzt, das Licht seiner Augen, in wenigen Tagen, oft in wenigen Stunden unwiederbringlich zu rauben droht.

Vielleicht würde ich meinem Zwecke näher gerückt seyn, wenn ich zur Vervollständigung der Diagnose dem Werke Kupfertafeln beigefügt hätte, da es sich hier um die Erkenntniſs eines Uebels handelt, das nicht auf unserm Boden geboren, sondern erst durch die Weltereignisse der neuern Zeit von fremden Himmelsstrichen her uns zugeführt wurde, und daher noch lange nicht so bekannt ist, als man wohl glauben mag. Allein dazu konnte ich mich vor der Hand nicht entschlieſsen, weil die Auflage dadurch viel kostspieliger geworden wäre und das Werk an Gemeinnützigkeit offenbar verloren hätte, und weil ich es übrigens für eine sehr schwierige, kaum zu lösende Aufgabe halte, die mannigfachen Erscheinungen am kranken Auge in bildlichen Darstellungen rein und wahr aufzufassen. Die gröbern Formenspiele lassen sich wohl sehr treu im Bilde wiedergeben, allein diese können uns wenig nützen; denn sie sind der Form nach dem Arzte schon bekannt und bei der ägyptischen Augenentzündung ganz dieselben, wie bei der Ophthalmia neonatorum und der blennorrhoischen Augenentzündung. Nicht so ist es indessen mit den feinern Nüancirungen, auf die es hier vorzüglich ankömmt, um das Uebel in seinen ersten Stadien von den ihm ähnlichen Augenkrankheitsformen richtig unterscheiden zu lernen. Diese lassen sich wohl am Krankenbette wahrnehmen, nicht aber so leicht durch den Pinsel darstellen, und der Natur getreu, wiedergeben.

Vielleicht gelingt es mir indeſs mit der Zeit, in dieser Hinsicht dem Publicum etwas Reelles liefern, so wie bei besserer Muſse manchen andern Mängeln, von denen diese Schrift keinesweges frei seyn mag, abhelfen zu können.

Geschrieben zu Berlin im October 1819.

Der Verfasser.

Inhalts-Anzeige.

Seite

Beilagen.

B e i l a g e n.

Die
ägyptische
Augenentzündung
unter der
Königl. Preuſs. Besatzung in Mainz.

Einleitung.

§. 1.

Ereignisse, welche das politische Schicksal ganzer Länder und Völker entscheiden, führen jederzeit auch wesentliche, früher oder später sich entwickelnde Reformen in allen übrigen, den sittlichen, religiösen, wissenschaftlichen, häuslichen und selbst physischen Verhältnissen derselben herbei. Es erstreckt sich daher auch auf die Krankheiten ihr mächtiger Einfluſs; es mehrt sich die Zahl derselben im Allgemeinen und in Bezug auf die einzelnen Species, es metamorphosiren sich die Arten, ja ganz neue reihen sich an das Heer der bestehenden an. So interessant daher diese Weltereignisse dem Geschichtsforscher und Philosophen immer seyn mögen, so bieten sie doch auch dem Arzte keinen geringern Stoff zu den fruchtbarsten Beobachtungen und Untersuchungen dar. Die Geschichte der ansteckenden Krankheiten und die Art ihrer Ausbreitung über die verschiedensten und getrenntesten Theile der Erde liefert Beispiele genug, die Richtigkeit dieser Behauptung nachzuweisen. Die Gründe davon liegen ganz nahe. Völker, die früher einander ganz unbekannt waren oder höchstens nur in einem sehr beschränkten Verkehr des Einzelnen mit dem Einzelnen lebten, treten nun durch jene, ihr allgemeines Leben aufregenden Begebenheiten in grofsen Massen mit einander in Conflict, und bei den nahen und häufigen Berührungspünkten, in die sie dadurch gebracht werden, ist es nicht zu vermeiden, dafs sie nächst vielem Andern auch die diesem oder jenem Volke eigenthümlichen ansteckenden Krankheiten unter einander austauschen. Wenn es auch einzelne ursprünglich epidemische und zugleich contagiose Krankheiten geben mag, die uber ihre Gegend nie hinausgehen, wie dies von den Yaws, Pians im südwestlichen Afrika und Amerika, dem Weichselzopfe in Polen, der Radesyge in Norwegen, und mehr oder weniger auch von dem gelben Fieber behauptet wird, so giebt es unläugbar auch andere, die obgleich in ihrem bestimmten Bezirke unter den sie begünstigenden climatischen oder sonstigen Verhaltnissen geboren, doch durch Vermittlung des ihnen eigenthümlichen Contagiums nach allen Himmelsstrichen verpflanzt werden, und dort zum Verderben der Menschheit gedeihen können. Ein trauriges Beispiel hiervon liefern uns die nunmehr über alle Theile des Erdbodens ausgebreiteten Pocken und die venerische Krankheit.

§. 2.

Wenden wir uns nun zur Geschichte unserer Zeit, so finden wir eine Bestätigung in der Erscheinung einer ursprünglich in Aegypten einheimischen, und jetzt mit zerstörender Wuth weit um sich greifenden Augenkrankheit in Europa. Zwar herrscht sie gegenwärtig nur fast ausschliefslich in den Heeren, doch ist sie auch schon in einigen Ländern bereits auf den friedlichen Einwohner, auf den Bürger und Landmann, übergegangen; und wer wagt es zu verbürgen, dafs wenn das Uebel durch die kräftigsten Gegenmafsregeln von Seiten der Medicinal-Policei nicht bald ausgerottet wird, seine Ausbreitung wie die des syphilitischen Giftes in langerer oder kürzerer Frist nicht noch weit allgemeiner werden dürfte!

§. 3.

Den Gang, den das Uebel nahm, um von dem fernen Aegypten auf die europäischen

Heere überzugehen, werde ich im Verlaufe dieser Schrift, in wiefern mir die geschichtlichen Data hierzu zu Gebote stehn, nachzuweisen nicht unterlassen.

Vorläufig bemerke ich hier nur, daſs die Krankheit im preuſsischen Heere, in welchem sie wohl auch gegenwärtig noch am hervorherrschendsten ihr Daseyn zeigt, im Feldzuge 1813 und zwar bei jenen Truppen-Abtheilungen des York'schen und dritten Armeecorps zu allererst erschien, welche den aus Ruſsland geflohenen Feind verfolgten, auf ihren Märschen dieselben Etappenstraſsen und Quartiere einnahmen, die kurz zuvor die Franzosen verlassen hatten, und daſs nach der Schlacht von Lützen sich das Uebel so bedeutend auszubreiten anfing, daſs schon während des darauf folgenden Waffenstillstandes nur noch wenige Truppen-Abtheilungen im ganzen Heere vorhanden waren, in welcher die Krankheit nicht beobachtet worden wäre. Ein bedeutender Theil der Streitkräfte wurde dadurch dem Heere und zwar zu einer Zeit entzogen, als der Staat deren am meisten bedurfte. Doch zeigte die Krankheit trotz ihrer auſserordentlichen Frequenz anfänglich keinen bösartigen Charakter und Verlauf; sie schien bloſs catarrhöser Natur zu seyn, und Tausende von Kriegern wurden bei einer ganz einfachen Behandlung vollständig wieder hergestellt, und dem streitenden Heere wieder gegeben. Allein schon gegen das Ende des Jahres 1813, und zwar zuerst und namentlich in den Cantonnirungen am Rheine vor dem Uebergange über denselben, nahm das Uebel bei einzelnen Individuen und Truppengattungen eine furchtbare Aufsenseite an, mit einem so rapiden Verlaufe und einem häufig so unglücklichen Ausgange, dafs man ihm mit Recht das Prädikat der Bösartigkeit beilegte. In den Kriegsjahren 1814 und 1815 mehrte sich die Zahl der Augenentzündungen mit diesem perniciösen Charakter beträchtlich; sie breitete sich nicht allein in der im Felde stehenden Armee immer mehr und mehr aus, sondern sie pflanzte sich auch von dort aus in die Garnison-Spitäler der friedlichen Heimath fort. *) Leider konnte es bei der Bösartigkeit des Uebels und dem raschen Verlaufe desselben der Kunst nicht immer gelingen, das Auge zu retten. Nicht unbedeutend ist daher die Zahl der Unglücklichen, die in Folge dieser Augen-

*) Vergleiche Krantz, Bemerkungen über den Gang der Krankheiten in der K. pr. Armee; und geschichtliche Darstellung der Augen-Entzündungs-Epidemie, welche seit dem Frühjahre 1813 in der K. pr. Armee herrschte etc. in Rusts Magazin für die gesammte Heilkunde II. Band. S. 59 und 65, und Seite 167 u. f.

entzündungs-Epidemie zum Theil oder ganz erblindeten und die statt im Frieden den Lohn ihrer Tapferkeit und männlich erduldeten Beschwerden einzuernten, nun ihres schönsten Sinnes beraubt, von der Dankbarkeit des erschopften Vaterlandes die spärliche Fristung einer traurigen Existenz erwarten müssen.

§. 4.

Der Krieg hatte endlich aufgehört, mit ihm aber nicht das Uebel. Der Keim hierzu war einmal in die Armee verpflanzt worden, und es bedurfte nur der mit dem Militärstande mehr oder weniger unzertrennlich verbundenen Gelegenheits-Momente, um das schlummernde Contagium zu wecken, und seiner zerstörenden Kraft Thur und Angel zu öffnen.

Die Krankheit brach daher bald in diesem bald in jenem Truppentheile der vaterländischen Armee immer wieder von neuem aus und bezeichnete ihr Daseyn und ihren verheerenden Verlauf durch neue unschuldige Opfer. Im Jahre 1816 wurden vorzüglich die Infanterie-Regimenter der Konigl. Grenadier-Brigade zu Berlin, und am heftigsten das Regiment Kaiser Alexander von dieser Augenpest heimgesucht. Im Jahre 1818 wüthete das Uebel am verheerendsten im zweiten hier in Berlin garnisonirenden Garde-Regimente, aber mit besonderer Hartnäckigkeit und Bösartigkeit herrschte es seit dem Juni 1818 unter den zur Besatzung in Mainz bestimmten Königl. preuſs. Truppen. Es hatte sich die erste Spur davon um diese Zeit in dem in Mainz garnisonirenden Königl. preuſs. 34sten Infanterie-Regimente gezeigt, und von diesem aus, trotz allen von Seiten der Königl. preuſs Medicinal-Behörden dagegen getroffenen Maſsregeln, fast über die ganze Königl. preuſs. Mainzer Besatzung ausgebreitet.

§. 5.

Unter diesen beunruhigenden Umständen und Verhältnissen wurde mir unter dem 22sten April l. J. von Seiten Sr. Exellenz des Herrn General-Lieutnants und Kriegesministers von Boyen der ehrenvolle Auftrag, mich mit Allerhöchster Genehmigung, in der Eigenschaft eines Königlichen Commissairs, nach Mainz zu verfügen, die dort stattfindende Behandlung der Augenkranken sachkundig zu untersuchen, mich von allem Nöthigen in Kenntniſs zu sezzen und das anzuordnen, was mir zur Hemmung dieser Epidemie in ärztlicher Hinsicht nöthig und nützlich erscheinen würde.

Hierdurch wurde ich in den Stand gesetzt, dieses merkwürdige Augenübel, dessen Phänomene und Verlauf ich zwar schon oft und vielfältig, sowohl in Oesterreich als Preufsen beobachtet hatte, nun in seiner ganzen Ausdehnung kennen zu lernen, dessen verschiedene Grade und Stadien sowohl im Einzelnen als in ganzen Massen zu beobachten, seine Natur, seine Entstehung, die Ursachen seiner Ausbreitung, mit aller Sorgfalt zu untersuchen, die dagegen gepriesenen Heilmittel zu prüfen und dasjenige Verfahren sowohl in rein ärztlicher als in policeilich-medicinischer Hinsicht anzuwenden, welches sich in ähnlichen contagiösen Krankheitsformen durch Analogie und Erfahrung als das bewährteste beurkundet hat. Die Resultate dieser Bemühungen und Beobachtungen sind es nun, die ich hier dem Publico vorlege. Ehe ich jedoch zur Beschreibung der Krankheit, der Aetiologie und Therapie derselben im Allgemeinen schreite, sey es mir erlaubt, eine skizzirte Geschichte der Epidemie in Mainz vorauszuschicken. Sie dürfte nicht allein für jeden Sachverständigen und besonders für den Militärarzt von Interesse seyn, sondern sie ist auch die Basis, von der ich in meinen Schlufsfolgerungen ausgehe, und auf der eine Menge meiner Behauptungen in Bezug auf Entstehung und Fortpflanzung dieses Uebels beruhen.

Erster Abschnitt.

Geschichte der Augenentzündungs-Epidemie in Mainz.

§. 6.

Die Truppentheile, welche die Besatzung von Mainz Königlich preufsischen Antheils ausmachen, und von dieser verheerenden Augenpest heimgesucht wurden, sind: das ganze 34ste Linien - Infanterie - Regiment, das 2te Bataillon des 30sten Linien - Infanterie - Regiments, die 9te und 12te Compagnie der 8ten Artillerie-Brigade, und die erste Compagnie der 8ten (Rheinischen) Pionier - Abtheilung. Zuerst entwickelte sich die Krankheit im 34sten Regimente, und von diesem aus breitete sich dieselbe mehr oder minder über die ubrigen daselbst garnisonirenden Truppenabtheilungen aus. Es dürfte daher zuerst nothwendig seyn, die Geschichte dieses Regiments etwas naher zu beleuchten.

§. 7.

Dasselbe wurde im Jahre 1816 neu errichtet und zwar zum Theil aus alten gedientem Mannschaften, grösstentheils aber aus jungen Rekruten, und zwar aus einigen Pommern, aus Niederrheinländern und Nassauern zusammengesetzt, unter deren Landsleuten, was allerdings bemerkenswerth ist, noch heute dieselbe verderbliche Augenentzundung grassirt *). Seine gänzliche Formation war im Winter beendiget, so wie es auch seine Rekruten immer erst im Winter erhält und ausexerzirt. Ausserdem dafs in diesem Regimente eine ausserordentliche Thätigkeit herrschte, machte es im October und November 1817 den bedeutenden Marsch vom Rhein nach Schlesien, und im folgenden Frühjahre, im April und May 1818, schon wieder den Marsch von Schlesien nach dem Rhein zurück. Auf diesem letzten Marsche hatte das Regiment viele Mühseligkeiten und Beschwerden zu überwinden. Anfangs eine ungewöhnliche die Lebens-

*) Dieser Umstand gab Veranlassung zu der Annahme, dafs der Keim zu diesem verderblichen Augenübel dem Regimente schon durch seine Rekruten oder die früher gedienten und ihm zugetheilten Mannschaften überkommen sey, Allein diese Annahme verliert alle Wahrscheinlichkeit, wenn man weifs, dafs das Regiment bis zum Juni 1818 nicht einen einzigen Augenkranken zählte.

kräfte erschöpfende Hitze, dann anhaltenden kalten Regen und stürmisches Wetter. Wenn in der ersten Hälfte des Marsches die Soldaten zu Hunderten ermattet und erschöpft hinfielen und zurückbleiben mufsten, so hatten diejenigen, welche die Hitze nicht niedergedrückt hatte, in der letzten Hälfte des Marsches noch mit den übrigen Elementen, mit Stürmen und Regengüssen, mit verdorbenen, grundlos gewordenen und zum Theil gänzlich überschwemmten Wegen zu kämpfen. Oft müfsten die Leute Stunden lang und zuweilen bis über die Kniee im Wasser waten, wobei ihnen in der weit vorgeruckten Jahreszeit in den ungeheizten Quartieren und bei der Schnelle des Marsches nicht einmal die Gelegenheit wurde, ihre durchnäfsten Kleider zu trocknen. Nafs zogen sie selbe vom Leibe, und beinahe eben so durchnäfst täglich wieder an, um ihren Marsch weiter fortsetzen zu konnen. Es konnte daher auch nicht fehlen, dafs nach jedem zurückgelegten Marsche eine bedeutende Anzahl der Mannschaft als krank zurückbleiben mufste.

§. 8.

Unter solchen auf die Gesundheit der Soldaten feindlich einwirkenden Verhaltnissen wurde dieser Marsch beendiget. Ehe jedoch das Regiment noch an seinem Bestimmungsorte anlangte, ereignete sich noch ein Umstand, der in Bezug auf die später sich entwickelnde Augenentzündungs-Epidemie gewiſs von der gröſsten Wichtigkeit ist, und den ich während meines Commissions-Geschäftes in Mainz zu erforschen und actenmäſsig zu erheben nicht unterlassen habe. Das Regiment stieſs nämlich in der Gegend von Vach auf einen Transport aus Frankreich zurückkehrender Invaliden, unter denen mehrere an jener ansteckenden Augenkrankheit Erblindete sich befanden; und es ist unbezweifelt nachgewiesen worden, daſs auf mehreren Etappen einzelne Leute des Regiments dieselben Quartiere eingenommen hatten, die zuvor von diesen Erblindeten bewohnt gewesen waren.

§. 9.

Gleich nach der Ankunft des Regiments in Mainz litt ein Drittheil desselben an der Krätze. Kaum war diese Krankheit ausgerottet, so wurde die Mannschaft von Hautausschlägen acuter Natur, als Scharlach, Masern, wahren und falschen Pocken, Friesel und Nesselausschlägen heimgesucht, und in dem Grade als diese Hautübel abnahmen, entwickelte sich die schon im Juni sich hier und da zeigende Augenkrankheit immer mehr. Sie wurde im

Juli schon viel allgemeiner, im August und September sehr ausgebreitet und höchst bösartig; im October und November erschien sie zwar noch eben so häufig doch in ihrer bösartigen Form nicht mehr so allgemein. Jm December, auch im Jänner und Februar 1819 kam sie zwar noch gleich frequent, aber nicht mehr in jenem Grade der Bösartigkeit vor, so daſs es Perioden gab, die zu der Hofnung berechtigten, als wolle die Krankheit den Charakter des gelindesten Grades, einer Taraxis annehmen. Dies dauerte aber nicht lange; denn bald wurden wieder Subjecte so heftig davon ergriffen, daſs der Verlust ihres Gesichtes mit Grund zu besorgen stand. Vorzüglich war dies der Fall bei den in den letztern Monaten eintreffenden Rekruten gewesen, die nach ihrem Eintritte ins Regiment fast ohne Ausnahme insgesammt und auf das heftigste von dieser Augenentzündung befallen wurden, wenn sie gleich bei ihrer Ankunft in der vollkommensten Gesundheit sich befanden. — Im Monat März und April griff das Uebel noch weiter um sich, und von nun an schien es keine Gränze mehr zu kennen, sondern alles was sich seiner zerstörenden Einwirkung nur von ferne aussetzte, ins Verderben zu ziehn, bis die kräftigsten und durchgreifendsten medicinisch polizeilichen Maſsregeln in Ausübung gesetzt werden konnten, und dem fernern Umsichgreifen des Uebels Einhalt geboten.

§. 10.

Merkwürdig war es, dafs während des ganzen Verlaufs dieser zerstörenden Augenkrankheit, von der die K. preufs. Besatzung so bedeutend ergriffen wurde, die Oesterreicher ganz verschont blieben, ob sie gleich unter denselben climatischen und allgemeinen Dienst-Verhaltnissen wie die Preufsen in einer und derselben Stadt mit einander leben. Die Casernen, welche die Preufsen bewohnen, stehen in keiner Hinsicht denen nach, in welchen die österreichische Besatzung untergebracht ist, auch läfst sich weder in Bezug auf innere Einrichtung noch in Bezug auf Lage, gehörige Geräumigkeit und Reinlichkeit etwas auffinden, wodurch die Preufsen im Nachtheil ständen, oder wogegen sich rücksichtlich der Entstehung dieses Uebels etwas Erhebliches einwenden liefse. Auch der allerdings bemerkenswehrte Umstand, dafs ein Theil der preufsischen Besatzung in Gebauden casernirt ist, welche früher als Spitäler fur contagiose Typhuskranke benutzt wurden, und dafs uberhaupt die ganze Garnison an einem Orte sich befindet, an welchem an 33000 im Jahre 1813 und 1814 am Typhus verstorbener Menschen begraben liegen, kann hier nicht als zureichender Grund dieser Augenentzündungs-Epidemie angesehen werden, wie man es bei andern Gelegenheiten anzunehmen wohl allerdings berechtiget war *), weil alle diese als nachtheilig etwa fortwirkenden Momente schon früher andere Regimenter, welche diese Locals bezogen hatten, und überhaupt nicht allein die gegenwärtig Königl. preufsische Besatzung, sondern auch die österreichische, die ebenfalls solche, ehemals verpestete Casernen, bewohnet, hätte treffen müssen. Im Gegentheile hatte gerade jenes Bataillon, nämlich das 2te des 30sten Inf.-Regiments, welches in dieser Beziehung das aller gefahrvollste Locale, nämlich das ehemalige Garnison-Lazareth, den Schönborner Hof, bewohnte, die wenigsten Augenkranken.

§. 11.

Weit berücksichtigungs- und anklagenswerther scheint mir in dieser Hinsicht der Unterschied des Dienstes und der Lebensweise zu seyn, der zwischen beiden Truppengattungen statt findet. Nicht allein dafs bei dem hohen Krankenstande, der sich bei der preufsi-

*) Siehe mein Magazin für die gesammte Heilkunde, II. Band, Seite 177.

schen Besatzung von der ersten Stunde ihres Einrückens in Mainz an, vorfand, der Festungsdienst für die Preuſsen weit beschwerlicher als für die Oesterreicher war und mit der Zunahme der Kranken von Zeit zu Zeit immer beschwerlicher werden muſste, weil jeden einzelnen noch gesunden Mann öfters die Reihe traf, auf den Posten zu ziehn; sondern auch die gewöhnlichen Truppenübungen sind beim preuſsischen Militär wohl zehn Mal häufiger und die Kräfte des Mannes erschöpfender, als beim österreichischen, und sie müssen es nothwendig seyn, da jährlich dem Regimente ein Drittheil neuer Rekruten zuwächst, und ohne diese Uebungen der Soldat bei der Kürze seiner Dienstzeit sich nicht vollständig zum Kriegsdienste ausbilden könnte. Hierzu kömmt nun noch, daſs der preuſsische Soldat bei seinem viel beschwerlichern Dienste und einer gröſsern Fatigue schlechter als der österreichische lebt Jener hat nichts als sein Traktament, oder wie dies der Fall in Mainz war, die ihm zugewiesene Naturalverpflegung zu verzehren, bei welcher letztern der Soldat, sey sie auch noch so gut bestellt, doch immer verliert, da der Unternehmer wenigstens die Regie-Kosten herausbringen muſs. Der österreichische Soldat hingegen hat nicht allein die Befugniſs, sondern

auch

auch bei seinem minder lastigen Dienste, Zeit genug, für den Taglohn zu arbeiten, und sich ausser seiner Löhnung noch das drei- und vierfache Quantum nebstbei zu verdienen, wodurch er in den Stand gesetzt wird, sich nicht allein besser der Jahreszeit und den Produkten des Landes, in dem er lebt, entsprechender zu nähren, sondern sich auch noch so manchen andern Lebensgenuss zu verschaffen, welches alles durchaus der Preusse in der Regel entbehren muss.

Allein hierin kann der Grund zu diesem Augenübel unmöglich allein gesucht werden. Wenigstens konnte dies nicht die Quelle seyn, aus welcher alles das Unheil, welches über die preussische Mainzer Besatzung verhängt zu seyn schien, hervorging, weil dieselben Umstände die ganze preussische Armee mehr oder weniger treffen, ja manche Truppen-Abtheilungen, wie z B. die Luxemburger Besazzung ganz in denselben Verhältnissen wie die Mainzer sich befindet, ohne deshalb Augenkranke zu haben. Zu läugnen ist es indessen nicht, dass alle diese und noch andere mit dem preussischen Militardienst verbundene nachtheilige Einflüsse, die Intensität und Verbreitung des Uebels, wenn es einmal entstanden ist, sehr vermehren und beschleunigen, ja unter gegebenen Verhältnissen selbst die ursprüngliche Entwicklung der Krankheit begünstigen können, wie ich dies in der Folge zeigen werde.

§. 12

Offenbar wurde das Uebel dem 34sten Infanterie-Regimente durch Ansteckung mitgetheilt. Das Regiment stiefs auf seinem Marsche nach Mainz (§. 8.) auf einen Transport aus Frankreich kommender Invaliden, und einzelne Leute desselben nahmen die Quartiere ein, welche die Nacht vorher von den bei jenem Transporte befindlichen an dieser Krankheit ganz und halb Erblindeten bewohnt gewesen waren, wodurch sie dem Contagium auf mehrfache Weise ausgesetzt wurden und zu dessen Aufnahme, durch die Fatiguen des Marsches erschöpft, um so mehr disponirt waren.

Schon im Juni, also bald nach der Ankunft in Mainz, wurden einzelne Soldaten von der Augenkrankheit befallen, von der früher nicht eine Spur im ganzen Regimente zu entdecken gewesen war. Von diesem Regimente aus ging die Contagion auch auf die übrige Königl. preufs. Besatzung, und zwar im Verhältnisse auf alle Truppentheile mehr oder weniger über, je nachdem sich ihnen durch ihre dienstlichen oder sonstigen Verhältnisse mehr oder weniger Berührungspunkte mit diesem Regimente darboten.

Die meisten Augenkranken zählte das 34ste Inf.-Regiment, in welchem die Krankheit sich zuerst entwickelt hatte und in dem sie sich auch am schnellsten und weitesten verbreiten konnte, da die Berührungspunkte, in welche die Mannschaft eines und desselben Regiments mit einander tritt, sehr natürlich die häufigsten waren. Verhältnifsmäfsig geringer war die Zahl der Augenkranken im 2ten Bataillon des 30sten Inf.-Regiments, aber auch die Gemeinschaft in welche die in einer fast gänzlich abgesonderten Caserne untergebrachte Mannschaft dieses Bataillons mit den Mannschaften des 34sten Regiments trat, war geringer, doch da ihr gleicher Dienst und ihre analogen Verhältnisse sie noch immer in mannigfache Berührung mit diesen brachte, noch immer hinreichend, um eine bedeutende Menge von Augenkranken auch in diesem Bataillon herbeizuführen. Weit mehr getrennt und aufser Communication gesetzt waren indessen die Artillerie und die Pioniere; denn sie bewohnten nicht allein ein ganz anderes Locale, sondern auch die Verschiedenheit ihres militärischen Dienstes bot ihnen weit weniger Berührungspunkte mit den übrigen des Ansteckungsstoffes verdächtigen Mannschaften dar, daher auch die Anzahl ihrer Augenkranken unverhältnifsmäfsig klein war. Aufser aller Gemeinschaft endlich befanden sich die österreichischen Truppen, da sie ganz andere Casernen inne hatten, ganz andere Wachen bezogen und überhaupt aufser aller nähern sowohl dienstlichen als aufserdienstlichen Verbindung mit den in Mainz garnisonirenden Truppen des preufsischen Heeres lebten, daher es sich auch erklären läfst, wie sie von jenem Augenübel, welches in den preufsischen Bataillons so zerstörend wüthete, ganz verschont bleiben konnten.

§. 13.

Den 28sten April traf ich meiner Bestimmung gemäfs (§. 5.) in Mainz ein und überzeugte mich sofort von der Lage der Dinge an Ort und Stelle. Die Noth war grofs und die Hülfsquellen durch die Local-Verhältnisse einer Bundesfestung sehr beschränkt. Indessen mufste Rath geschafft werden, wenn das unter den Truppen der K. pr. Besatzung epidemisch herrschende Augenubel nicht noch weiter um sich greifen, auf die Oesterreicher und selbst auf die Einwohner der Stadt, welche ohnehin schon in die gröfste Besorgnifs deshalb versetzt waren, ubergehen sollte. Alle bisher getroffenen Mafsregeln, diesem Uebel zu steuern, so zweckmafsig sie auch an und für sich gewesen sind, waren gänzlich fruchtlos geblieben. Im Gegentheile hatte die Krankheit sich so sehr ausgebreitet, daſs man füglich annehmen konnte, daſs seit dem Juni v. J. bereits, wenn nicht mehr, doch sicher der dritte Mann der ganzen K. pr. Mainzer Besatzung von diesem Uebel ergriffen worden war. Aus den vorliegenden Akten ergab sich nämlich, daſs bis inclusive den 30sten April

1) vom 34sten Infanterie-Regimente, und zwar

a) vom 1sten Bataillone	260		
b) - 2ten —	358		
c) - 3ten —	313		
mithin vom ganzen Regimente		931	Mann
2) vom 2ten Bataillone des 30sten Infanterie-Regiments		195	—
3) Von der 9ten und 12ten Artillerie-Compagnie der 8ten Brigade und der 1sten Compagnie der 8ten Pionier-Abtheilung, zusammen		20	—
in Summa		1146	Mann

an diesem Augenübel bereits erkrankt waren.

§. 14.

Es war indessen leider schon im Voraus zu berechnen, daſs das eben angedeutete Verhältniſs der Kranken zu der Summe der bisher von diesem Uebel noch verschont gebliebenen Mannschaft der ganzen Garnison sich bald noch viel nachtheiliger stellen würde, da in der jüngst verflossenen Zeit sich täglich der Zuwachs in den Spitälern sehr bedeutend und gleichsam progressiv steigend vermehrt hatte. Demnach belief sich auch am letzten April der allgemeine Bestand sämmtlicher Garnisonkranken auf 438 Köpfe, worunter sich nicht mehr als 109 innere, äußere, venerische und krätzige Kranke befanden, während die übrigen 329 Mann lediglich von dem contagiösen Augenübel ergriffen waren. Die Summe des gesammten Krankenstandes war aber bereits am 4ten May auf 584, und am 9ten desselben Monats schon auf 617 Köpfe gestiegen, worunter wir nicht weniger als 529 Augenkranke zählten. Dieser schnelle beinahe stündlich zunehmende Anwuchs der Kranken war aber um so beunruhigender, und erheischte um so mehr die schnellsten und kräftigsten Gegenmaßregeln, als bei diesem sich gewöhnlich in die Länge ziehenden Augenübel keine verhältnißmäßige Reconvalescenz statt finden konnte.

§. 15.

Ein Theil dieser Kranken war in dem Altmünster Spitale, dem eigentlichen Garnison-Lazarethe, untergebracht, das zwar nur auf 195 Kranke, übrigens aber vortrefflich eingerichtet ist. Der übrige Theil befand sich in einer Caserne, insgemein der Schönborner Hof genannt. Dieses Locale zur Unterbringung der Kranken wurde dadurch gewonnen, dafs man schon vor meiner Ankunft in Mainz das von der Epidemie noch am meisten verschont gebliebene 2te Bataillon des 30sten Infanterie-Regiments auf das Land verlegt hatte, und so die von diesem Bataillone bewohnte Caserne einstweilen zur Unterbringung der Kranken benutzen konnte. Eine Abtheilung von Augenkranken-Reconvalescenten abgerechnet, die ebenfalls in dem Schönborner Hofe untergebracht war, lagen die Kranken übrigens nicht nach den Gattungen ihrer Krankheiten abgesondert, sondern vielmehr untermischt und lediglich nach den Truppenabtheilungen, zu denen sie gehörten, geordnet.

§. 16.

Die Aerzte, welche bisher die Kranken allein und ihrer eigenen Ansicht gemäfs behandelt hatten, waren der Regimentsarzt Pudon, der bei meiner Ankunft in Mainz schon Dienstes unfähig und selbst von der Augenentzündung so heftig ergriffen war, dafs er in der höchsten Gefahr stand zu erblinden; ferner der Regiments-Arzt Müller und der Garnison-Stabsarzt Selle nebst dem bei der Garnison in Mainz befindlichen unterärztlichen Personale. Der Erfolg ihrer ärztlichen Bemühungen war nichts weniger als ungünstig gewesen; vielmehr muſs ich ihnen hier das öffentliche Zeugniſs geben, daſs sie nicht bloſs mit unermüdeter Sorgfalt und gänzlicher Hingebung ihrer Person, sondern auch mit Sachkenntniſs sich diesem Geschäfte unterzogen, und sich auch im Allgemeinen eines glücklichen Erfolgs zu erfreuen hatten.

Nur eilf Individuen waren bisher als ganz erblindet zu betrachten; bei achtzehn war der Ausgang von der Art gewesen, daſs zwar beide Augen mit Fehlern behaftet geblieben waren, aber das Sehvermögen theils nur auf einem Auge, theils auch auf beiden, wenn gleich beschränkt, aber doch erhalten wurde; und bei zwanzig Individuen wurde das eine Auge vollkommen gerettet, das andere aber ging zum Theil ganz verloren, zum Theil blieb es bloſs mit solchen Nachkrankheiten behaftet, die das Sehvermögen mehr oder weniger auf diesem Auge bloſs beschränkten. Im Ganzen also war der Erfolg der ärztlichen Behandlung nur bei 49 Individuen mehr oder weniger ungünstig gewesen, was im Gegensatze zu der Masse der Behandelten bei dieser zerstörenden Augenkrankheit allerdings noch ein günstiges Verhältniſs giebt. Hierbei kommt noch zu betrachten, daſs vielen dieser Kranken durch eine zweckmäſsige Nachbehandlung noch zum Theil zu helfen und ein besseres Gesicht, als dessen sie sich zur Stunde zu erfreuen hatten, zu verschaffen war.

§. 17.

Um nun dem Zwecke meiner Sendung zu entsprechen, konnte es meines Erachtens nur darauf ankommen:

1) Die entfernteren und näheren ursächlichen Momente aufzusuchen, welche den Grund der Entstehung dieser Augenkrankheit und ihrer verheerenden Verbreitung in sich enthielten.

2) Die Maſsregeln anzugeben, welche nach ärztlich policeilichen Grundsätzen genommen werden müſsten, um der immer mehr überhand nehmenden Verbreitung der Krankheit unter den in Mainz garnisonirenden Truppen Einhalt zu thun.

3) Die ärztliche Behandlung der bereits Erkrankten zu untersuchen und das etwa nöthige Verfahren anzuordnen, um eine so schnelle als mögliche Wiedergenesung herbeizuführen, häufig bisher beobachtete Rückfälle, Verstümmelungen und Erblindungen künftig noch

mehr als bisher schon geschehen war, zu verhüten.

§. 18.

Unmöglich konnte ich den beiden letzteren Aufgaben genugend entsprechen, ohne die erstere, soviel es möglich war, gelöst zu haben. Mit aller Aufmerksamkeit und Sorgfalt war ich daher bemuht, keinen Umstand aus dem Auge zu lassen, der über die Natur des Uebels, eine Quellen und die Ursachen seines Umsichgreifens einiges Licht zu verbreiten fahig war. Sorgfaltig suchte ich daher die bereits mitgetheilte Geschichte seiner Entstehung und der allmahlichen Entwickelung seines epidemischen Charakters zu verfolgen, den Verlauf der Krankheit und ihrer charakteristischen Erscheinungen gehörig zu würdigen, und sie mit ähnlichen Endemien und Epidemien zu vergleichen. Die Reichhaltigkeit der Fälle und der Standpunkt, auf dem ich mich befand, bot mir hierzu die günstigste Gelegenheit dar. Doch konnte alles dies nicht das Werk eines Augenblicks, sondern erst das Resultat eines reiflichern Nachdenkens, einer längern Beobachtung am Krankenbette, ja selbst erst einer strengen Prufung der Erfolge, der zur Ausrottung des Uebels in Anwendung gesetzten Mafsregeln und einer hierauf begründeten vollständigen wissenschaftlichen Bearbeitung dieses ganzen Gegenstandes seyn. Die Höhe und Ausdehnung des Uebels geboten Eile. Es war daher vor der Hand genügend zu wissen, daſs die ursprüngliche Quelle des Uebels in einem eigenthümlichen, durch die erzeugte Krankheit selbst sich immer neu producirenden Ansteckungsstoffe liege, was durch die genaue Berücksichtigung aller auf diese Augenentzündungs-Epidemie Bezug habenden Momente auſser Zweifel gesetzt war.

§. 19.

Um nun die 2te Aufgabe zu lösen, nämlich der immer weiter um sich greifenden Verbreitung des Uebels Einhalt zu thun, so kam es vorzüglich darauf an, dasselbe in seiner ursprünglichen Quelle aufzusuchen und diese zu verstopfen. So lange dies nicht geschehen, der allenthalben hin verbreitete Ansteckungsstoff nicht getilgt und dessen fernere Uebertragung auf noch gesunde Individuen nicht abgeschnitten war, konnte auch kein Heil aus allen andern Bemühungen hervorgehen. Zur Erreichung dieser Absicht waren bereits vor meiner Ankunft in Mainz schon einige zweckmäſsige Einrichtungen getroffen worden. Das 2te Bataillon des 30sten Infant.-Regiments wurde, nachdem man ihm vorläufig alle des Anstekkungsstoffes verdächtige Leute entnommen hatte, auf das Land verlegt, um die noch übrige gesunde Mannschaft dieses, von der Epidemie noch am meisten verschont gebliebenen Bataillons der direkten Mittheilung des Contagiums mehr zu entziehen. Die dadurch ledig gewordene Caserne, der Schönborner Hof, war gänzlich zum Spitale umgeformt, dadurch zur Unterbringung der Kranken mehr Raum gewonnen, und die Berührungspunkte, die sie sich untereinander darboten, auf das Ganze minder nachtheilig geworden. Die Reconvalescenten endlich hatte man, um häufig beobachtete Rückfälle zu vermeiden, von den contagiösen Augenkranken bereits gesondert, um dieselben, ehe sie in Gemeinschaft mit den Gesunden gesetzt wurden, noch vorläufig einige Zeit beobachten zu können.

Allein das Uebel hatte bereits zu weit um sich gegriffen, zu tiefe Wurzeln geschlagen, und zu vielästige Verzweigungen gebildet, als daſs alle diese sonst sehr heilsamen Vorkehrungen einen reellen Nutzen hätten leisten können.

Mein erstes Augenmerk ging daher dahin, eine vollständige Reinigung der ganzen Garnison, insonderheit aber des 34sten Infanterie-Regiments zu veranstalten. Diese Reinigung aber muſste von der gesunden, nicht von der kranken Mannschaft ausgehn, wenn der allenthalben hin vertragene Ansteckungsstoff sicher getilgt, die Quelle des Uebels verstopft, den so häufig beobachteten Rückfällen der bereits als geheilt entlassenen Individuen, und neuen Propagationen des Contagiums vorgebeugt, und so dem weitern Umsichgreifen der Krankheit Einhalt gethan werden sollte. Wir mufsten uns nämlich vorerst die Ueberzeugung verschaffen, dafs unter den Gesunden durchaus kein Ansteckungsstoff mehr hafte, ehe man es weiter wagen durfte, einen Genesenen unter die Gemeinschaft derselben wieder zu versetzen. Hierzu waren nun die kräftigsten und durchgreifendsten, mitunter auch die kostspieligsten Mafsregeln erforderlich. Sie ohne weitere Rücksicht zu ergreifen, gebot der Drang der Umstände; sie ohne vorläufig eingeholte höhere Genehmigung auszuführen, bestimmte mich die Nothwendigkeit und erlaubte mir der Standpunkt, auf dem ich mich als bevollmächtigter Commissair befand.

§. 20.

Nicht so leicht war indessen diese Aufgabe zu lösen, als vielleicht Manchem auf dem ersten Blick scheinen möchte, der mit den Verhältnissen des Militärstandes und denen einer Bundesfestung insbesondere nicht genau bekannt ist. Ich befand mich nicht auf preufsischem Grund und Boden, sondern in einer Festung, in welcher die eine besetzende Macht soviel wie die andere zu befehlen hat, und in der überdies noch ein Dritter die landesherrliche Gewalt ausübt. Eine Menge Rücksichten mufsten daher billig genommen werden, die in jedem andern Verhältnisse nicht nöthig gewesen wären. Auf alle Fälle war es aber doch nöthig, um diese Mafsregeln durchzuführen, eine bedeutende Anzahl von Truppen auf einige Zeit dem Festungsdienste zu entziehn, eine Menge Localitäten auszumitteln, und wo dies durch die gegebenen Verhältnisse nicht erreichbar war, an ihrer Statt neue zu schaffen. Nicht genug kann ich daher die Bereitwilligkeit, mit der man dieses Unternehmen von allen Seiten her zu fördern sich bemühte, und die persönliche Unterstützung rühmen, die mir besonders durch den Herrn Generalmajor und Festungs-Commandanten von Krauseneck und dem Brigade-Commandeur Obristen von Müffling zu Theil ward. Ihren Einsichten und dem regen Eifer für die gute Sache hat man das wirklich Gute, was diesfalls geleistet worden ist, vorzüglich zu verdanken.

§. 21.

Meinem Plane gemäfs mufste also die Reinigungs-Procedur von der gesunden in den Casernen befindlichen Mannschaft ihren Anfang nehmen. Diese bestand nun

1) in Reinigung der einzelnen Soldaten und ihrer sämmtlichen groſsen und kleinen Montirungsstücke, welches letztere um so weniger auſser Acht gelassen werden durfte, als die Erfahrung hinreichend bewiesen hat, daſs gerade in diesen wollenen Zeugen dergleichen Ansteckungsstoffe am meisten zu haften pflegen. Die Reinigung muſste daher in Waschung und Säuberung der Haut und Kopfhaare jedes einzelnen Mannes, in Durchräucherung und sonstiger Reinigung sämmtlicher Montirungsstücke und in Vernichtung derjenigen, die keine vollständige Reinigung zulieſsen, bestehen.

2) in Reinigung der Casernen und der sonstigen Aufenthaltsorte, der Wachtstuben, der Schilder- und Arresthäuser, der Montirungskammern etc. und sämmtlicher daselbst befindlicher Utensilien, wohin vorzugsweise das Durchräuchern der Säle und Stuben, das gehörige Auslüften derselben, das Ueberkalchen der Wände, das Scheuern der hölzernen Utensilien, der Fuſsböden, Treppen und Flure mit Lauge, das Durchräuchern, Auswalken oder Auslaugen der wollenen Decken, der Laken und Strohsäcke etc. und die Vernichtung des sämmtlichen Lagerstrohes zu zahlen war.

Um indessen diese beiden durchaus nicht zu umgehenden Maſsregeln in Ausführung setzen zu können, wurde erfordert

a) Ein Locale, um eine vollständige Räucherungs- und Reinigungs-Anstalt errichten zu können. Hierzu wurde der Speisesaal der Officiere der Garnison und die daran stoſsende Wohnung der Köche gewählt.

b) Ein Locale, die Reinigung der einzelnen Soldaten vornehmen zu können. Zu diesem Behufe wurde ein freier Platz in der Nähe eines Flusses ausgewählt und dazu vorgerichtet.

c) Ein Locale, wo die bereits gereinigten Mannschaften bis zur vollständigen Reinigung der Casernen ohne in die mindeste Communication mit denen zu treten, welche noch in den Casernen oder Lazarethen sich befanden, Compagnienweise untergebracht werden konnten. Da kein Bürger der Stadt für keinen Preis zu bewegen war, irgend eine Localität hierzu herzugeben, so blieb nichts anders übrig, als so viele Baraken an einem etwa eine Stunde von der Stadt gelegenen schicklichen und hierzu eigends ausgewählten Platze zu erbauen, daſs wenigstens 8 Compagnien daselbst bis zur Vollendung der nöthigen Reinigung der Casernen untergebracht werden konnten.

d) Vor-

d) Vorläufige Ablieferung und Reinigung desjenigen Theils der Utensilien, die den Casernen entnommen, zunächst zur Einrichtung der Baraken benutzt werden sollten, und des Theils der Bekleidungsstücke, welcher sich der Soldat unmittelbar nach seiner körperlichen Säuberung bedienen mufste.

e) Ein Locale, wo die eben benannten Gegenstände nach vollzogener Reinigung derselben bis zu ihrer Benutzung vorläufig aufbewahrt werden konnten, wozu die neben anstofsenden und vorläufig gereinigten Casernen-Säle der gewählten allgemeinen Reinigungs-Anstalt benutzt wurden.

§. 22.

Was nun die kranke Mannschaft betraf, so mufsten vorzüglich folgende medicinisch policeiliche Mafsregeln ergriffen und in Ausübung gesetzt werden:

1) mufsten die Kranken, nach Verschiedenheit ihres Krankheits-Charakters von einander gesondert, untergebracht;

2) körperlich gesäubert, ihnen ihre Montirungen entnommen, und dieselben mit der gehörigen Krankenkleidung versehn werden;

3) mufsten die Krankenstuben und die dahin gehörigen Einrichtungs- und Lager-Utensilien derselben Reinigungs-Procedur wie die

Casernen unterworfen und so eingerichtet werden, daſs sie dem Zwecke für Augenkranke besser entsprachen;

4) war es durchaus nothwendig, eine vollständige von den Spitälern gänzlich abgesonderte Quarantaine-Anstalt für die Reconvalescenten zu errichten;

5) muſste die Einrichtung getroffen werden, daſs kein Kranker oder Reconvalescent das Spital oder die Quarantaine betreten oder verlassen durfte, ehe er nicht gehörig körperlich gesäubert, mit reiner Spitals-Kleidung oder vollständig gereinigten und unverdächtigen Montirungsstücken versehen worden war, und

6) durften die nöthigen Vorkehrungen nicht verabsäumt werden, um die Fortpflanzung und Uebertragung des Contagiums unter den Kranken selbst nach Möglichkeit zu verhuten.

§. 23.

War die Ausführung der erstern Maſsregeln schon vielen Schwierigkeiten unterworfen, so waren es diese letztern noch weit mehr, da es durchaus an den erforderlichen Räumen und Localitäten zu allen diesen Vorkehrungen gebrach, und man muſste sich begnügen, diese letztern, die Kranken selbst betreffenden Maſsregeln, erst dann in vollständige Ausführung gesetzt zu sehen, nachdem durch die theilweise Verlegung der Mannschaften aus den Casernen in die neu erbauten Baraken, Raum in den erstern gewonnen wurde, um denselben zu diesem Behufe einstweilen benutzen zu können.

§. 24.

Die Angabe der speciellen Vorschriften, nach welchen alle diese Maſsregeln wirklich in Ausübung gesetzt wurden, würde mich hier zu weit von meinem Thema ablenken. Ueberdies halte ich es auch für zweckmäſsiger und zur etwanigen Benutzung in ähnlichen Fällen für belehrender, statt eines magern Auszuges, das dieſsfällige entworfene Reglement in seinem ganzen Umfange meinen Herren Collegen in der Anlage hier mitzutheilen *). Der Erfolg dieser getroffenen Einrichtungen war entsprechend und rechtfertigte ganz die Ansicht, die ich von der Natur der Krankheit hatte.

§. 25.

Was nun endlich den dritten Punkt betraf, das zweckmäſsigste Heilverfahren einzu-

*) Siehe die Beilage A.

leiten, so habe ich es mir vor allem angelegen seyn lassen, diese Krankheit in ihrem ganzen Verlaufe und in ihren verschiedenen Graden von Heftigkeit genau zu beobachten, ihre charakteristischen Zeichen aufzufassen und mit den Merkmalen anderer Augenkrankheitsformen zusammenzustellen, damit es mir auf diese Art gelange, ein Bild von ihr zu entwerfen, was treu nach der Natur gezeichnet und mit aller Sorgfalt ausgeführt jeden, vielleicht auch minder in der Augenheilkunde bewanderten Arzt, in den Stand setzt, dieses Uebel sogleich bei seinem Erscheinen zu erkennen und es von jedem zwar ahnlichen, aber seiner Natur nach doch ganz differenten Augenleiden zu unterscheiden. Ich glaubte dies bei der sich mir darbietenden Gelegenheit um so weniger verabsaumen zu dürfen, als es, trotz allen bereits in die Welt gesandten Aufsätzen über das in Rede stehende Uebel, doch noch immer an einer genauen Diagnose desselben fehlt, und ich somit einem allgemein gefuhlten Bedurfnisse dadurch abhelfen zu können mich für berufen hielt.

Zugleich habe ich das bisherige in Anwendung gebrachte Heilverfahren unbefangen geprüft, das wahrhaft Gute angenommen und benutzt, das mir mangelhaft scheinende abgeändert, meine eigenen auf vieljahrige Erfahrung gegründeten Ansichten und Vorschriften angegeben, und so die ganze nach wissenschaftlichen Grundsätzen geordnete Arbeit in Form einer ärztlichen Instruction den behandelnden Aerzten als Leitfaden und zur Richtschnur ihres fernern Handelns vorgelegt. Diese diesfalls ausgesprochenen Ansichten und Heilmaximen werde ich im Verlaufe dieser Schrift näher zu entwickeln trachten, und ich muſs es der nachsichtsvollen Beurtheilung des geneigten Lesers überlassen, in wie fern es mir gelungen ist, diese meine Aufgabe gelöst zu haben.

§. 26.

Um indessen mehr Ordnung und Einklang in die ärztlichen Geschäfte zu bringen, wichtigeren Kranken eine mehr specielle Obsorge und Aufmerksamkeit widmen, und ihnen eine bessere Pflege angedeihen lassen zu können, war es nothwendig, manche Einrichtungen und Veränderungen in den Spitälern selbst zu treffen. Vor allen muſsten die contagiösen Augenkranken strenge von den übrigen, theils innerlichen, theils äuſserlichen Kranken, geschieden, und jeder Hauptsection von Kranken ein besonderer dirigirender Arzt *)

*) Zu diesem Behufe muſste auch der in Trier stehende, brave und achtenswerthe Regimentsarzt Dr. Hübner mit

vorgesetzt werden. Die Augenkranken selbst wurden wieder in 5 Sectionen abgetheilt; und zwar nach Verschiedenheit der Heftigkeit und des Umfangs der Entzündung in Augenkranke des ersten, des zweiten und dritten Grades, in die Reconvalescenten und in jene, welche noch an Nachkrankheiten des bereits überstandenen contagiösen Augenübels litten. Durch diese Absonderung der Kranken unter einander, die, in wiefern es die Local-Verhältnisse erlaubten, auch noch weiter verfolgt und bis auf die verschiedenen Stadien der einzelnen Grade ein und derselben Krankheit durchgeführt wurde, konnte es dem Arzte allein möglich werden, eine grofse Anzahl von Kranken selbst übersehen, jede Veränderung am kranken Auge mit einem Blicke wahrnehmen und da, wo es nöthig war, einzelnen Kranken mehr Zeit und Aufmerksamkeit widmen zu können. Die Behandlung wurde dadurch auf mehr specielle und individuelle Grundsätze zurückgeführt, Rückfälle und unglückliche Ausgänge mehr vermieden, und der Erfolg der Behandlung im Allgemeinen und Besondern dadurch noch günstiger, als er es ehedem war. Die Hauptsätze dieser Einrichtung habe ich in einer besondern dienstlichen Vorschrift ausge-

einem Aushilfspersonale auf längere Zeit nach Mainz beordert werden.

sprochen, auf die ich hier hinzuweisen *) mir erlaube und wodurch ich einer speciellern Auseinandersetzung dieses Gegenstandes überhoben zu seyn glaube.

§. 27.

Was nun den Erfolg aller dieser genommenen Maſsregeln anbelangt, so entsprach er ganz der Erwartung. Die Krankheit konnte zwar keineswegs dadurch wie abgeschnitten seyn; denn die Erfahrung der Engländer, wie ich in der Folge nachweisen werde, hatte es bereits gelehrt, daſs auch die zweckmäſsigste Reinigung der Localitäten für sich allein es nicht vermag, die Krankheit mit einem Male auszurotten. Viele der Mannschaften, so sorgfältig ihnen auch alle der Ansteckung verdächtigen Leute vor dem Einmarsch in die Baraken entnommen worden, hatten doch bereits das Gift schon eingesogen, ohne daſs sich dasselbe durch äuſsere Merkmale zur Zeit der Uebersiedlung in die Baraken bereits hätte offenbaren können, und diese Individuen wurden auch noch in den Baraken augenkrank. Allein der Zuwachs aus den Baraken an neuen Augenkranken war gegen jenen, der den Spitälern von den noch in den Casernen zurückgebliebenen,

*) Siehe Beilage B.

und noch ungereinigten Mannschaften zufloſs, so unbedeutend und so unverhaltniſsmäſsig, daſs er kaum einer Erwähnung verdient. Im Gegentheile stieg aber die Summe der Augenkranken bei den in den Casernen noch zurückgebliebenen Compagnien in der nachsten Zeit so auſserordentlich, daſs es mir wirklich zur vollen Beruhigung dienen konnte, alle diese kostspieligen medicinisch-policeilichen Maſsregeln zur Beschrankung der weitern Verbreitung der Krankheit ohne alle weitere Rücksicht ins Werk gesetzt zu haben; denn in eben dem Maſse, nach welchem die Truppen von 14 zu 14 Tagen Compagnien Weise gereiniget und die in der Zwischenzeit neu erbaute Barake beziehen konnten, in eben demselben Verhältnisse nahm auch die Summe der täglich zuwachsenden Augenkranken der Mainzer Garnison ab, so daſs im Monate September nur noch 32 neue Augenkranke zuwuchsen und mit dem Ende desselben Monats überhaupt nur noch 53 in der Behandlung verblieben.

§. 28.

Die nächst folgende generelle Uebersicht wird den Zuwachs und die Abnahme der Augenkranken von Monat zu Monat noch deutlicher zeigen.

Mit dem letzten April betrug der Bestand der Augenkranken von allen Truppentheilen - - - - - - - - - 329

Hierzu kamen im Laufe des Monats May in Zuwachs - - - - - 302

Es wurden also im May behandelt 621

Davon gingen in die Quarantaine ab 332

Es blieben mithin mit letztem May im Bestande - - - - - - 399

Im Monat Juni sind zugewachsen 201

Die Zahl der Behandelten in diesem Monate belief sich also auf 600

Hiervon gingen in dem Monate ab 124

und blieben mit letztem Juni mithin im Bestande - - - - - - - - 476

Im Monat Juli wuchsen zu - 63

Mithin war die Summe der Behandelten - - - - - - - - - 539

Hiervon gingen während dem Laufe des Monats ab - - - - - 258

und blieben mit letztem Juli im Bestande - - - - - - - - - 281

Im August wuchsen zu - - - 54

Folglich wurden in diesem Monate behandelt - - - - - - 335

Davon gingen in die Quarantaine ab 252

und blieben hiermit mit letztem August im Bestande - - - - 83

Im September wuchsen zu 32

Mithin war der ganze Krankenstand 115

Davon wurden während dem Laufe des Monats noch geheilt - - - - 62

und es blieben mit dem letzten September nur noch im Bestande - - - - 53.

§. 29.

Hierbei ist nun noch zu bemerken, dafs in demselben Verhältnisse, als sich von Monat zu Monat die Zahl der Augenkranken verringerte, sich auch in demselben Mafse die Intensität der Krankheit selbst vermindert hatte, so dafs die meisten der im August und September in Zuwachs gekommenen Kranken an einem so unbedeutenden Grade des Uebels litten, dafs sie, wenn die Umstände nicht immer noch Vorsicht geboten hätten, unter jedem andern Verhältnisse vielleicht gar nicht als krank ins Spital aufgenommen worden wären. Die meisten dieser Kranken konnten daher wenige Tage nach ihrer Aufnahme als geheilt in die Quarantaine schon wieder entlassen werden. Eben so war auch nach den Berichten des Herrn General-Divisions-Arztes Dr. Petersohn, der nach meiner Abreise von Mainz die obere Leitung des Commissions-Geschäftes übernahm, schon seit länger her die Station der s. g. blennorrhoischen Augenkranken, als der sicherste Beweis der verminderten Intensität des Uebels, unbelegt geblieben.

§. 30.

Im Laufe des Octobers endlich, nachdem alle Localitäten gehörig gereiniget und zur Aufnahme fremder Truppen eingerichtet waren, wurde meinem schon früher gemachten Antrage gemäſs, die Mainzer Garnison abgelöst, und selbe Bataillons Weise an verschiedene Garnisonorte verlegt. Die wenigen noch in der Behandlung zurückgebliebenen Augenkranken wurden ebenfalls von Mainz fort transportirt, und in einem besondern zum Spitale umgeformten Locale an einem von aller Garnison freien Orte bis zu ihrer völligen Genesung untergebracht. Die Versetzung dieser Truppen unter andere Orts- und Dienst-Verhältnisse, so wie die Trennung derselben von einander, war unstreitig die zweckmäſsigste Maaſsregel, die zuletzt noch genommen werden konnte, um die Anlage zu Recidiven unter diesen Mannschaften völlig aufzuheben, den hier und da noch etwa vorhandenen Keim zur Krankheit gänzlich zu vertilgen, und so das Uebel unter ihnen vollständig auszurotten.

§. 31.

Aus obiger Uebersicht (§. 28.) ergiebt sich nun auch, daſs vom 1sten May bis Ende September noch 652 Individuen an diesem Augenübel erkrankten, und mithin mit Einschluſs der vom letzten April im Bestande Verbliebenen 329, in Allem 981 Augenkranke während diesem Zeitraume behandelt wurden. Die Zahl der vom Beginne der Epidemie, d. i. vom Juny

1818 bis Ende April 1819 vorgekommenen Augenkranken (§. 13.) betrug 1146. Rechnet man nun hierzu noch die 652 Individuen, welche vom ersten May ab in Zuwachs gekommen sind, so ergiebt sich, daſs die Gesammtmasse aller von der Epidemie ergriffenen Soldaten bis Ende September, 1798 betrug. Unter dieser Summe befinden sich jedoch 250 Individuen, welche die Krankheit zwei Mal überstanden haben, und daher auch zwei Mal in Aufnahme gebracht werden muſsten. Nicht mit inbegriffen sind indessen 1 Regimentsarzt, 2 Lazareth-Chirurgen und 12 Krankenwarter, die gleichfalls während dem Verlaufe der Epidemie durch Ansteckung von der Krankheit befallen wurden.

Uebrigens war vom ersten May ab der Erfolg der eingeleiteten ärztlichen Behandlung von der Art, daſs er nur bei acht Individuen (unter denen zwey auf beiden Augen bedeutende Fehler zurückbehalten haben) einen mehr oder minder unglücklichen Ausgang nahm, alle übrigen aber vollständig genesen sind.

Zweiter Abschnitt.

§. 32.

Zurückgekehrt von meiner Sendung nach Mainz, benutzte ich die wenige mir vergönnte Musse, Alles, was ich in Mainz wegen den häufigen daselbst vorgefundenen anderweitigen Geschaften nur rhapsodisch aufzeichnen konnte, mehr nach den Prinzipien wissenschaftlicher Einheit zu ordnen, meine eigenen Erfahrungen mit denen anderer glaubwürdiger Beobachter, besonders solcher, die noch weniger bekannt bei uns waren, zu vergleichen, auf diese Weise die so allgemeine Aufmerksamkeit erregende Krankheit in allen ihren diagnostischen, aetiologischen, prognostischen Beziehungen gründlicher zu erforschen, und dasjenige dagegen zu ergreifende Heilverfahren näher zu erortern, was durch eine hinreichende Erfahrung geheiliget, sich als das Schicklichste und Erfolgreichste nachgewiesen hat. Die Resultate dieser meiner Bemühungen theile ich nun dem Publikum in diesem zweiten Abschnitte mit, bei dem ich zwar die Mainzer Epidemie stets im Auge behielt, doch zugleich auch darauf bedacht war, zur nähern Kenntnifs dieser Krankheit überhaupt einen Beitrag zu liefern, den man nach der mir gewordenen Gelegenheit, die Krankheit näher kennen zu lernen, mit Recht von mir fordern konnte. Die Sache zu erschöpfen, erlaubte mir die kurze Zeit und mein für literärische Arbeiten sehr beschränkter Wirkungskreis nicht. doch hoffe ich nichts Wesentliches bei der Bearbeitung meines Gegenstandes übergangen, und wo bis jetzt eine weitere Ausführung unmöglich war, wenigstens durch kurze Andeutungen auf das, was näherer Beachtung werth ist, aufmerksam gemacht zu haben.

1.

Beschreibung der Krankheit.

§. 33.

Ich stehe nun daran, die Erscheinungen dieser contagiösen Augenentzündung zu schildern, so wie ich sie bei Hunderten von Kranken immer gleich beobachtet und an Ort und Stelle aufgezeichnet habe. Dabei will ich aber keineswegs behaupten, dafs nicht auch dieselbe Krankheit unter mancherlei modificirten Zufällen und Erscheinungen hervortreten könne, da allerdings climatische und sonstige andere Einflüsse, ja selbst die gleich im Beginne des Uebels eingeleitete ärztliche Behandlung, den Gang der Krankheit und die Erscheinungen derselben auf mancherlei Weise metamorphosiren können. Ich beschreibe das Uebel, so wie es in Mainz für die Wahrnehmung sich äuſserte, nicht wie es unter andern Verhältnissen allenfalls modificirt erscheinen könnte, und wie ich es schon selbst bald hier bald dort beobachtet habe, ohne gerade jene Aufmerksamkeit darauf zu verwenden, die erfordert wird, um ein getroffenes Bild von diesen Modificationen entwerfen zu können. Diese Lücke mögen andere Beobachter ergänzen. Besitzen wir nur vorerst eine genaue Beschreibung der wesentlichen Merkmale ihres charakteristischen Verlaufes, um das Genus und die Species der Krankheit zu bestimmen, so lassen sich die durch mancherlei äuſsere Einflüsse herbeigeführten Spielarten leicht auffinden und übertragen. Es geht uns hier wie mit dem Typhus. Vergleichen wir alle Beschreibungen, die uns davon gegeben wurden, so geräth man auf den ersten Blick in Versuchung zu glauben, daſs jede Epidemie eine eigene war, in wiefern nämlich die verschiedenen Erscheinungen der Krankheit durch climatische und andere äuſsere Verhältnisse, mitunter auch durch mancherlei in Anwendung gesetzte Heilmethoden, ganz modificirt der Wahrnehmung sich darboten; betrachten wir indessen die Sache etwas genauer, so finden wir, daſs doch allenthalben der ansteckende Typhus als eine ganz eigene exanthematische Krankheit mit einem an gewisse Stadien gebundenen und geregeltem Verlaufe erschien, und daſs hiermit bei allen Epidemien die wesentlichen Erscheinungen, welche den Grundcharakter der Krankheit bestimmen, immer dieselben waren. So verhält es sich nun auch mit unserer Augenentzündung. Ihre charakteristischen Merkmale sind und bleiben unter allen Modificationen dieselben, und durch sie wird man die Krankheit immer und unter allen Gestalten als solche erkennen. Deshalb will ich mich bemühen, diese Merkmale vorzugsweise heraus zu heben.

Symptomatologie.

§. 34.

Nach der verschiedenen Heftigkeit, mit der diese Krankheit in ihrem ganzen Verlaufe sich zu äuſsern pflegt, lassen sich deutlich drei Grade derselben unterscheiden.

§. 35.

Im ersten und leichtesten Grade beschränkt sich das Uebel vorzüglich auf die

Binde

Bindehaut der Augenlieder; die Bindehaut der Sclerotica wird nur secundair afficirt, erscheint nur schwach geröthet, schwillt nicht auf; die Geschwulst der Augenlieder ist mäfsig, und bleibt dies auch bis zum Ende der Krankheit.

§. 36.

Im zweiten und heftigern Grade nimmt die Bindehaut der Sclerotica entweder sogleich oder wahrend des fernern Verlaufs der Krankheit einen mehr direkten Antheil. Fast gleichzeitig mit der Rothung und Geschwulst der Conjunctiva der Augenlieder wird auch jene mehr geröthet und aufgelockert. Das Gefäfsnetz ist deutlicher zu sehen; die Rothe dringt, was man schon mit unbewaffnetem Auge wahrnehmen kann, zwar nicht bis in die Sclerotica, aber doch tiefer in das Zellengewebe der Conjunctiva selbst ein. Letztere erhebt sich deutlich in eine kleine Wulst rings um die Cornea, und selbst die Geschwulst der Augenlieder ist bedeutender als im ersten Grade der Krankheit. Jedoch erreicht die Geschwulst nie die Hohe wie sie dem dritten Grade der Krankheit eigen ist. Manches Mal aber bei weiten nicht immer, gesellt sich zu den genannten Zufällen noch ein Schleimflufs aus den Augenliedern hinzu, öfter aber treten die eben beschriebenen Erscheinungen wieder zurück, ohne dafs die Krankheit, wird sie übrigens zweckmäfsig behandelt, in einen ächt blennorrhoischen Zustand übergegangen war.

§. 37.

Im dritten und heftigsten Grade ergreift die Krankheit auch die Conjunctiva oder das Blindehautblättchen der Hornhaut. Die Cornea erhält dadurch gleich im Anfange an mehreren Stellen ein mehr als natürlich glänzendes Ansehn und im spätern Verlaufe wird sie dadurch, dafs sich das Bindehautblättchen von den unterliegenden Lamellen derselben aufhebt, gerade an jenen Stellen, die die glänzendsten waren, am meisten getrubt. Die Anschwellung der ganzen Conjunctiva ist so bedeutend, dafs sie sich in der Gestalt starker unförmlicher Wulste über die Peripherie des Auges erhebt, die Hornhaut, von der kaum ihre Mitte mehr sichtbar bleibt, gleichsam vergrabt, gleich einem Fleischauswuchse zwischen die Augenliederspalte hervortritt, und eine so ungeheure Geschwulst beider Augenlieder, vorzüglich aber des obern veranläfst (welches hierbei nicht selten über das untere herabhängt), dafs es unmöglich ist, das Auge zu öffnen und dessen Zustand zu untersuchen. Nebstbei geht die Entzundung in diesem Grade der Krankheit immer und oft äufserst schnell in eine wahre Blennorrhoe über. Ein anfänglich ganz weifser dünner und schaumartiger Schleim, der später etwas mehr ins gelbliche spielt und eine dichtere Beschaffenheit erlangt, quillt bei jedem Versuche, die Augenliederspalte zu öffnen, mit grofser Gewalt und in solcher Menge unter den Augenliedern hervor, dafs er nicht selten die ganze Backe der leidenden Seite überzieht.

§. 38.

In welchem Grade von Heftigkeit diese Augenentzündung aber auch erscheinen mag, so durchläuft sie doch immer vier deutlich von einander unterscheidbare Stadien, nämlich jenes der Infection, der Ausbildung, der Abnahme und der Reconvalescenz.

§. 39.

Das Stadium der Infection gibt sich am häufigsten durch ein Gefühl von leichtem Schmerz, wie von einem unter das obere Augenlied gefallenen Sandkorne und eine dadurch vermehrte Thränenabsonderung zu erkennen, die dem afficirten Auge (denn nicht immer werden beide Augen ergriffen) einen eigenen Glanz ertheilt, und das ganz eigenthümliche Ansehn gibt, als ob es verglaset wäre. Dabei verbreitet sich oft sehr schnell eine sehr blasse Röthe über die ganze Conjunctiva der Sclerotica, die sich aber gewöhnlich und oft schon nach einigen Stunden wieder verliert, und den Arzt und Kranken nicht selten mit der eitlen Hoffnung täuscht, als ob wirklich die ganze Affection des Auges von einem in dasselbe gedrungenen und wieder entfernten fremden Körper veranlafst worden, und hiemit der Verlauf der Krankheit beendet wäre.

Meistens weifs der Kranke keine nähere Veranlassung zu diesen Erscheinungen anzugeben; das Uebel überrascht ihn plötzlich, ohne dafs irgend eine der Schädlichkeiten vorangegangen wäre, von denen man im gemeinen Leben dergleichen Erscheinungen sonst abzuleiten gewohnt ist. Am häufigsten noch beobachtete man sie nach vorhergegangenen Erhitzungen und dadurch veranlafsten Congestionen gegen den Kopf, besonders wenn hierauf schnelle Abkühlung oder wohl gar Erkältung folgte. Zuweilen geht dieser Krankheit als Prodrom ein Schnupfen voran, der mit dem Eintreten des Augenübels verschwindet.

§. 40.

Das Stadium der Ausbildung. Nach einigen Stunden, oft auch erst nach einigen Tagen, meistens zuerst zur Abendzeit, treten die oben beschriebenen Zufälle von neuem und gesteigert ein. Ein höherer oder geringerer Grad von Lichtscheue, der aber nur in den seltensten Fällen von anhaltender Dauer ist, gesellt sich hinzu. Das Schmerzgefühl von Sand oder Staub im Auge, theils unter dem obern Augenliede theils in den Winkeln des Auges, vermehrt sich bis gegen Mitternacht, worauf sodann unter einem verstärkten Thränenflusse und gewöhnlich unter Verminderung der Lichtscheue jedes schmerzhafte Gefühl zu verschwinden pflegt. Sieht man nun am andern Morgen dem Kranken ins Auge, so findet man die ganze Conjunctiva der Sclerotica gleichförmig und sehr blafs geröthet, die Augenlieder etwas angelaufen und der Kranke hat das Ansehn, als ob er heftig und anhaltend geweint hätte — mit einem Worte, die sich ausbildende Augenentzündung hat in diesem Stadio die meiste Aehnlichkeit mit einer catarrhösen, weit mehr aber noch mit einer morbillösen oder einer scarlatinösen Ophthalmie.

Untersucht man indessen das Auge genauer und zieht die jetzt nur noch leicht angeschwollenen Augenlieder etwas vom Auge ab, so findet man die Conjunctiva derselben auf eine ganz eigenthümliche Weise geröthet. Diese Röthe ist zwar viel dunkler als die der Conjunctiva der Sclerotica, aber sie erhält auch bei ihrer höchsten Saturation einen ganz eigenen Anstrich von Blässe und sammetartigem Wesen, spielt mehr in ein blasses Ziegel- als Blutroth herüber, und zeigt sich immer mehr und am stärksten längs dem Tarsus oder dem Verlaufe der Cilien, von wo aus sie sich nicht selten bis in die Thränen-Carunkel hin erstreckt und dieser ebenfalls ein mehr als natürlich geröthetes Ansehn gibt. Diese ganz eigenthümliche Röthe läſst sich mit nichts treffender als mit der Farbe eines gut geräucherten Lachses vergleichen. Dabei beobachtet man schon gleich im Beginne dieses Stadiums eine stärkere oder geringere Auflockerung der so charakteristisch gerötheten Conjunctiva der Augenlieder, indem sie sich von dem innern Rande des Augenliedes erhebt und gleichsam einen sammetartigen, sich mehr oder weniger in die Tiefe zum Augapfel hin erstreckenden ins Ziegelrothe spielenden Streif zu bilden scheint.

§. 41.

Reflektirt sich nun die Entzündung nicht weiter, bleibt die Krankheit in ihrem ersten Grade, so treten in diesem Stadio keine weitern auffallenden Erscheinungen hervor. Die Conjunctiva der Sclerotica bleibt jedoch anhaltend blaſs geröthet; das Auge behält ein verglastes und verweintes Ansehen und unter diesen Zufallen, und ohne eine sonstige allgemeine Störung im Organismus zu veranlassen, geht die Krankheit nach einem ganz unbestimmbaren Zeitverlaufe in ihr drittes Stadium über.

§. 42.

Wird indessen auch die Conjunctiva der Sclerotica mit primär ergriffen, so lockert sich dieselbe gleichzeitig mit der Bindehaut der Augenlieder auf und bildet rings um die Cornea einen etwas erhabenen Ring. Die Geschwulst der Augenlieder ist dabei gleich anfangs beträchtlicher als im ersten Grade der Krankheit; die eigenthumliche Röthe sowohl der Conjunctiva der Augenlieder als des Augapfels ist mehr - saturirt, behält aber dabei immer eine durch ihr sammetartiges Ansehn ganz eigenthümlich modificirte Blässe. Die Thränen-Absonderung ist wie in dem ersten Grade der Krankheit anfänglich vermehrt, vermindert sich aber unter dem neu eintretenden Gefühle von Sand oder Staub im Auge, manchmal auch unter erhohter Empfindlichkeit gegen das Licht, mit der Dauer der Krankheit, ohne dafs jedoch das Auge sein glasartiges Ansehn gleichzeitig verlieren sollte, bis nach einigen Tagen, Wochen oder Monaten sich eine wieder vermehrte nun aber mehr schaum- und schleimartige Secretion dafür einfindet, die zum Theil zu weifsen zarten Membramen gerinnt oder in Form von Schleimflocken sich zwischen die Falten der aufgelockerten Conjunctiva pracipitirt, zum Theil auch haufiger zwischen den geschwollenen Augenliedern hervorquillt.

§. 43.

Erstreckt sich endlich die Entzündung auch bis auf das Bindehautblättchen der Hornhaut, so treten alle jene frappantern Erscheinungen, die wir als die charakteristischen Merkmale des 3ten Grades dieser Krankheit (§. 37.) angegeben haben, in der gesammten Bindehaut und oft ganz plötzlich hervor. Nur ist noch zu bemerken, dafs ehe die Krankheit in einen ächt blennorrhoischen Zustand übergeht, dieser Uebergang oft nur durch ein leichtes Schmerzgefühl sich ankundiget; nicht selten aber auch mit periodischen zur Nachtzeit eintretenden sehr beunruhigenden Zufallen verbunden ist, ohne jedoch gleichzeitig das sonstige allgemeine Wohlbefinden im mindesten zn trüben. Häufig werden die Kranken daher auch auf dieser Höhe und in diesem Stadio der Krankheit von den grausamsten Schmerzen, die durch die Stirn- und Schläfengegend schiefsen, oder sich bis in den Hinterkopf erstrecken, befallen, und nicht selten zugleich von dem peinigenden Gefuhle, als ob der ganze Augapfel aus seiner Höhle hervor gedrängt würde, gefoltert. Zu diesen Zufällen, die allerdings auf ein tieferes Ergriffenseyn des Auges hindeuten, gesellt sich nun gewöhnlich auch der höchste Grad von Lichtscheue und ein südheifser Thränenflufs.

Zum Glück werden jedoch die edlern Gebilde des Auges, die Retina, die Iris, die Choroidea, die Capsel der Cristallinse, die Cristallinse selbst, doch nur in den seltensten Fällen direkt von der Krankheit ergriffen und alle Erscheinungen, die in diesem Grade des Uebels hervortreten und den theilweisen Verlust des Gesichts oder auch eine gänzliche Zerstörung des afficirten Auges befürchten lassen, sind in der Regel lediglich nur die Folge eines zu schnellen Umsichgreifens der Entzündung über die äufsersten häutigen Gebilde der Sclerotica und Hornhaut und der mit ihrer Umwandelung zu wahren Schleim absondernden Membranen herbeigeführten gänzlichen Metamorphose derselben, so wie einer gleichzeitigen entzündlichen Affection aller benachbarten musculösen und drüsigen Theile des Augapfels.

Im allergünstigsten Falle wird alsdann das Bindehautblättchen der Hornhaut von den unterliegenden Lamellen aufgehoben, und die Hornhaut in einem solchen Grade getrübt, daſs das Sehvermögen dadurch sehr beschränkt, auch zum Theil oder gänzlich und auf lange Zeit aufgehoben bleibt. In andern Fällen wird die Hornhaut selbst in ihrer Substanz ergriffen; sie schwillt an, ihre Lamellen lockern sich und zwar zuerst am Rande der Hornhaut auf; sie wird immer trüber, undurchsichtiger, weiſser, und verwandelt sich endlich in einen förmlichen Eiterbalg, der dann berstet, zu einem gänzlichen Vorfalle der Iris oder einem sogenannten Trauben-Staphylome Gelegenheit giebt, oder auch den Ausfluſs der Feuchtigkeiten, und hiermit nicht nur den völligen Verlust des Gesichts, sondern auch der ganzen Form des Auges zur Folge hat. In wieder andern Fällen wird nur ein Theil der Cornea ergriffen und dieser getrübt, oder es erzeugen sich auf einzelnen Stellen derselben Geschwüre, die schnell und ehe man es vermuthet die Hornhaut durchbrechen; und bei sonst ganz gesund scheinender Cornea zu partiellen Vorfällen der Iris, oder im günstigern Falle zu einer Annäherung und Verwachsung derselben mit der Hornhaut, und somit zu nachfolgenden staphylomatösen Hornhaut-Metamorphosen Anlaſs geben.

§. 44.

Manches Mal tritt indessen der Fall wirklich ein, daſs nicht allein die Cornea, sondern auch die innersten Haute des Auges gleichzeitig mit ergriffen, und daſs alsdann auch diese durch die Macht des Contagiums bestimmt werden, das Geschäft der Schleimhäute zu übernehmen. Der ganze Augapfel bildet sich auf diese Weise zum gemeinen Schleim absondernden Gebilde um, und zu dieser Metamorphose bedarf es eben keines langen Zeitmaſses; denn in wenigen Tagen, oft leider schon in wenigen Stunden ist das herrlichste und vollstandigste aller Organe, das Auge, unabwendbar auf die niedere Stufe einer Drüse herabgesunken, und für seine ursprüngliche Bestimmung für immer verloren. Füglich könnte man die Krankheit auf dieser Hohe als einen für sich bestehenden vierten Grad des Uebels betrachten. Da indessen die Falle nur selten sind, und es zum Glück bei unserer Ophthalmie bloſs zur Ausnahme von der Regel gehöret, daſs auſser der gesammten Verbreitung der Conjunctiva auch die innern Häute des Auges primär mitergriffen werden, so dürfte es um so mehr hinreichend seyn, dieser Falle hier bloſs Erwähnung gethan zu haben, als ohnehin dieser Grad von contagiöser Affection des Auges, bei seinem überaus rapiden Verlaufe, jede Kunsthülfe verlacht. [1])

§. 45.

Im dritten Stadio treten alle abnormen Erscheinungen des Auges wieder zurück bis auf die Lichtscheue, wenn sie noch vorhanden war, die oft noch lange und hartnäckig anhält, was jedoch auch nur als Ausnahme von der Regel betrachtet werden darf. Die Meibomschen Drüsen sondern selbst im ersten Grade einen mehr weifsen als gelben und eiterartigen Schleim ab, welche vermehrte Schleim-Secretion, wenn die Krankheit zweckmäfsig behan-

[1]) Mehrere Beschreiber dieser Ophthalmie, wie z. B. Farrel (Surgeon to His Majestys Forces. London 1811) behaupten sogar, dafs die Entzundung ofters auch von innen im Auge beginne, und dann erst auf die aufsern Gebilde des Auges übergehe. Mir ist indessen, trotz aller Aufmerksamkeit, die ich darauf verwandte, nicht ein einziger Fall der Art vorgekommen; wohl aber habe ich gesehn, dafs sich zu einer schon bestehenden Iritis bei gleichzeitig gegebener Veranlassung die contagiöse Augenentzündung hinzugesellte, oder dafs bei syphilitischen und arthritischen Subjecten sich im Verlaufe der contagiosen Augenentzündung gleichzeitig auch eine Iritis entwickelte. Nie war dies der Fall, wenn die Krankheit einfach, ohne alle syphilitische, gichtische, scrophulöse oder sonstige Complication blieb. Ich glaube daher auch die Annahme, dafs das Contagium die innern Gebilde des Auges primar zu ergreifen im Stande sey, und sich die Entzundung eben so von innen nach aufsen, wie von aufsen nach innen entwickeln konne, als falsch und auf

delt wird, in diesem Stadio nie mehr, und am wenigsten im ersten Grade der Krankheit in wahre Eiterung und Excoriation der Augenlieder ausartet. Diese abnorme Schleim-Secretion erstreckt sich nur so weit als die frühere Entzündung in der Conjunctiva, und beschränkt sich daher im ersten Grade der Krankheit lediglich auf die Bindehaut der Augenlieder. Auch steht die Stärke derselben mit dem Grade der Geschwulst, der die Bindehaut unterworfen war, in ganz gleichem Verhältnisse. Mit dem Eintritte dieser Schleim-Secretion, die, wenn sie einigermafsen beträchtlich ist, ein loses Zusammenkleben der Augenliedspalte wäh-

mangelhafter Beobachtung beruhend, erklären zu müssen. Wahrscheinlich hat der rapide Verlauf, den die Krankheit leider oft genug annimmt, und die Erfahrung, dafs manches Mal schon in den ersten 36 bis 48 Stunden der Dauer des Uebels die Hornhaut durchbrochen und das Sehvermögen auf immer zerstört seyn kann, zu der Annahme Veranlassung gegeben, dafs in diesen Fällen die Entzündung in den innern Gebilden des Auges begonnen haben müsse, was aber lediglich der Intensität des Contagiums und dem schnell um sich greifenden Reflexe der Entzündung der Conjunctiva über alle Gebilde des Auges, nicht aber einem von den innern Häuten des Auges begonnenen und sich nach aufsen zu entwickelten Augenleiden zugeschrieben werden darf. Uebrigens stimmen mit meinen Erfahrungen die von Mongiardini ganz überein, indem er ebenfalls behauptet, es nie beobachtet zu haben, dafs die innere Entzündung des Auges der äufsern vorangegangen wäre. (Siehe Mem. della Soc, med. d'Emulazione di Genova. pag. 9.)

rend der Nacht veranlaſst, verliert das Auge endlich sein eigenthümliches glasartiges Ansehn. Das geröthete feine Gefäſsnetz der Conjunctiva verschwindet und nur einzelne rothe Gefäſse laufen noch von der Peripherie des Augapfels gegen das Centrum der Cornea hin. Die Anschwellung der Augenlieder hingegen, die dem Kranken, selbst im ersten Grade der Krankheit, ein aufgedunsenes Ansehn mittheilt, bleibt noch lange Zeit zurück, und eben so die Auflockerung der Bindehaut des Augenliedes. Diese hat mit dem Eintritte des dritten Stadiums eine mehr körnichte Struktur erlangt und ist weit saturirter geröthet als im Beginne der Krankheit. Auch spielt die Röthe gegenwärtig mehr ins Karmin als Ziegelrothe Waren die Augenlieder heftig geschwollen, wie dies vorzugsweise im dritten Grade der Krankheit der Fall ist, so tritt ein bedeutender Erschlaffungszustand derselben ein, oder sie stülpen sich nach auſsen zu um, wo dann ihre körnichte, einem Sarcom oder Fleischgewächse nicht unähnliche innere Oberfläche, dem Gesichte ein scheuſsliches Ansehen ertheilt.

Dies ist auch mehr oder weniger im zweiten und dritten Grade der Krankheit mit der Conjunctiva des Augapfels der Fall. Zwar niemals erreicht dieselbe einen so hohen Grad von Wucherung, Auflockerung und kornichtem Aussehn wie die Conjunctiva der Augenlieder, aber auch bei ihr bleibt eine bedeutende Erschlaffung und eigenthümliche Röthung noch lange zurück. War übrigens die Entzündung im zweiten Stadio der Krankheit in einem blennorrhoischen Zustand übergegangen, und hatte der Schleimfluſs bereits ein mehr gelbes stoffhaltigeres und eiterähnliches Ansehn erhalten, so verwandelt sich derselbe in diesem Zeitmomente wieder in eine weiſse und schaumartige reine Schleim-Secretion, die mit dem Ende dieses Stadiums in einen reinen Thränenfluſs übergeht.

§. 46.

Stadium der Reconvalescenz. So wie die Entzündung vom innern Rande des Tarsus beginnt, von da über die Conjunctiva der Augenlieder sich ausbreitet und auf die der Sclerotica übergeht, ja selbst das Bindehautblättchen der Cornea und die äuſsersten Lamellen der Sclerotica und Hornhaut, und manches Mal auch die innern Gebilde des Auges mit ergreift, eben so tritt sie nach vollendetem dritten Stadio wieder zurück, so daſs sie im Stadium der Reconvalescenz nur noch die Spuren des vorangegangenen mächtigen Ergriffenseyns dieser Theile zurückläſst.

Diese Nachübel lassen sich nun in jene unterscheiden, welche bloſs eine Folge des heftigen Grades der vorhergegangenen Entzündung, Auflockerung, Verschwärung und abnormen Schleim-Secretion sind, und in Form von Ectropien, Hornhaut-Geschwüren, Auswüchsen, Vereiterungen, Abscessen und Verdunkelungen, Staphylomen, Synechien, Pupillenfehlern aller Art etc. erscheinen; und in jene, die auch bei dem günstigsten Ausgange und bei vollkommenster Erhaltung der naturgemäſsen Form des Auges und des Sehvermögens als ein rein charakteristisches Merkmal dieser contagiösen Ophohalmie zurückbleiben. Zu den letztern gehört nun eine anhaltende Lichtscheue, weit öfter aber eine ganz ungewöhnliche Stumpfheit gegen alle äuſsere Reize; ferner eine dann und wann zurückbleibende ganz blasse netzförmige Trübung des Bindehautblättchens der Cornea, die eine weit auffallendere Beschränkung des Gesichts zur Folge hat, als man der Beschaffenheit der Trübung der Cornea nach vermuthen sollte, und endlich die chronisch werdende Röthung und körnichte Auflockerung der Conjunctiva der Augenlieder bei übrigens ganz gesundem Ansehn des Augapfels selbst.

Diese

Diese letztere Erscheinung ist die constanteste von allen und in so fern auch die wichtigste und beachtenswertheste, als vor ihrem gänzlichen Verschwinden auf keine dauerhafte Reconvalescenz zu rechnen ist. Vielmehr wird das Auge dadurch in einen für alle schädliche Einwirkungen höchst empfänglichen Zustand versetzt und in demselben unterhalten, und ehe man es sich versieht, wird die Conjunctiva des Augapfels aufs neue und gewöhnlich in einem viel heftigern Grade ergriffen, als dies im frühern Verlaufe der Krankheit der Fall war. Der Arzt, der schon das Auge des Kranken für sicher gerettet erklärte, mufs nun zu seinem Verdrusse das Unglück erleben, denselben jetzt noch zum Theil oder gänzlich erblinden zu sehn, und gewinnt so die traurige Ueberzeugung, dafs diese eigenthümliche Neigung zu Recidiven mit allen ihren gefährlichen Folgen so lange fortdauert, bis die Conjunctiva der Augenlieder ihre ganz normale Beschaffenheit wieder erlangt hat.

§. 47.

In der Regel werden von der Krankheit beide Augen gleichzeitig und gleich heftig ergriffen; manchmal wird indessen zuerst das eine Auge und dann am meisten das rechte afficirt, und erst im Verlaufe des Uebels geht die Krankheit auch aufs andere Auge über. Am seltensten beschränkt sich die Krankheit während ihrem ganzen Verlaufe auf ein Auge allein; mit dem Ueberspringen der Krankheit von einem Auge aufs andere ist häufig Milderung der Krankheitsform verbunden, indem sich die Heftigkeit der Entzündung gleichsam auf beide Augen zu vertheilen scheint. Oft auch bessert sich das eine Auge mit wechselseitiger Verschlimmerung des andern, was jedoch alles nur als Ausnahme von der Regel zu betrachten ist.

§. 48.

Die ganze Dauer der Krankheit ist übrigens durchaus an kein auch nur einigermaſsen zur Richtschnur dienendes Zeitmaſs gebunden. Diese Ophthalmie erscheint bald als eine höchst acute, bald wieder als eine ungewöhnlich langsam fortschreitende und chronische Krankheit. Oft nimmt sie bei einem und demselben Individuo einen bald acuten bald chronischen Verlauf an. Am haufigsten ist sie in ihren ersten Stadien langsam und chronisch, dann nimmt sie schnell einen acuten Charakter an und geht endlich wieder in einen chronischen Zustand uber; oft ist auch gerade das Gegentheil von allen dem vorhanden, und diese Unregelmäſsigkeit im Verlaufe gilt von allen ihren Formen und von jedem Stadium jedes einzelnen Krankheitsgrades. So ist z. B. der Zeitraum, in welchem im höhern Grade des Uebels das blennorrhoische Stadium einzutreten pflegt, durchaus unbestimmt; oft geschieht dies wenige Stunden nach dem Beginne der Krankheit, oft nicht vor dem dritten Tage, und oft noch später. Eben so wenig ist der Zeitraum bestimmbar, in welchem ein vollständiger Verschwärungsprozefs der Hornhaut zu Stande kommen kann. Haufig findet sich gegen Abend, nachdem der Kranke den ganzen Tag hindurch schmerzlos war und nicht die mindeste Gefahr ahnen liefs, ein heftiger Schmerz im Auge ein; dieser nimmt die Nacht hinein immer zu, und am nächsten Morgen findet man oft schon die ganze Hornhaut abgestorben und das Auge unerrettbar verloren. Oft halten wieder diese periodischen Schmerzanfälle, verbunden mit einer profusen Schleimsecretion, Wochen lang an, ohne die Integrität der edlern Gebilde des Auges im mindesten zu verletzen. Die Ungewifsheit des Ausganges hängt daher zum Theil mit von der Unregelmäfsigkeit des Verlaufs ab, welche dieser Krankheit ganz eigenthümlich ist. — Das erste Stadium dieser Augenentzündung kann daher eben so viel Stunden als Tage, das zweite und dritte eben so viel Tage als Wochen, und das vierte, eben so viele Wochen als Monate andauern. Oft sah ich die Krankheit in ihrem geringsten Grade, alle 4 Stadien in 9 Tagen durchlaufen und vollenden, öfter aber waren eben so viele Wochen dazu erforderlich. Wo die Krankheit in ihren Stadien die heftigsten Grade durchlief, war übrigens ihr kürzester Ciclus 6 Wochen, ihr längster eben so viele Monate und darüber.

Diagnostik.

§. 49.

Betrachtet man nun den ganzen Verlauf dieser Augenentzündungs-Form, so wird es jedem mit der Augenheilkunde mehr als gewöhnlich vertrautem Arzte von selbst in die Augen springen, daſs sie die meisten pathognomischen Erscheinungen mit der catarrhöser Entzündung der Bindehaut der Augenlieder und des Augapfels, oder wie sie der erfahrungsreiche Professor Beer nennt, mit der idiopatischen Augenliederdrüsen-Entzündung überhaupt gemein habe. Sie unterscheidet sich aber von diesen Entzündungsformen hauptsächlich durch folgende Merkmale:

1) Befällt die catarrhalische Ophthalmie sowohl wie die eigentliche Augenliederdrüsen-Entzündung vorzugsweise nur schwächliche, pastöse, mit laxer Fieber begabte und son-

stigen catarrhösen Haut- und Drüsen-Affectionen öfters unterworfene Individuen; diese Ophthalmie hingegen ergreift gerade die stärksten, robustesten und gesundesten Leute am häufigsten und allerheftigsten.

c) Die catharrhalischen Augenentzündungsformen beginnen mit einem eigenthümlichen Jucken und Beifsen in den Augenwinkeln und Augenliedern, welches den Kranken mehr oder weniger quält. Dieses Jucken geht nicht selten in einen anhaltenden brennenden Schmerz über und flüchtige Stiche ziehen sich über die Oberfläche des Augapfels hin. Diese Augenentzündung hingegen erscheint oft ohne alles Schmerzgefühl, und der Kranke ist von dem Uebel wie angewehet worden. Nicht einmal das Gefühl von Sand oder Staub im Auge ist ein constantes Symptom ihres Erscheinens, und oft ist nichts da, was ihr Daseyn verrathen könnte, als eine blasse bald wieder verschwindende Röthung der Conjunctiva des Augapfels. Zeigt sich dagegen im weitern Verlaufe der Krankheit ein wirklicher Schmerz, so ist er reifsend oder stechend, und erreicht dann eine furchtbare Höhe. Auf jeden Fall aber ist dieser Schmerz nie ein anhaltender Begleiter dieser Augenentzündung, sondern wenn er vorhanden ist, so erscheint er immer nur periodisch und zwar regelmäſsig zu bestimmten Stunden der Nachtzeit, was dieser Augenentzündung ins Besondere eigenthümlich ist.

3) Das täuschende Gefühl von Sand oder Staub im Auge ist eine Erscheinung, die sowohl der catarrhalischen als dieser Augenentzündung eigenthümlich ist. Bei jener Augenentzündung ist es indeſs die offenbare Folge der während dem Verlaufe der Krankheit beträchtlich angelaufenen Gefäſse der Bindehaut, die sich bei den Bewegungen des Augapfels an der innern Oberfläche des Augenliedes reiben; bei dieser Ophthalmie hingegen erscheint dieses Symptom vielmehr als Vorbote der sich erst entwickelnden Krankheit oder als Prodrom des Uebergangs derselben in einen höhern Grad, ohne daſs eine Ausdehnung der Gefäſse der Conjunctiva bis jetzt zu bemerken wäre, und folglich als Ursache dieses eigenen täuschenden Gefühls angeschuldiget werden könnte.

4) Sowohl die catarrhalische Entzündung des Auges und seiner Umgebungen als diese Augenkrankheit, beginnen mit einer Affection und Röthung der Conjunctiva der Augenlieder; allein die Röthe ist in beiden Krankheiten ganz verschieden. Die der letztern erhält durch ihre Bläſse und ihr sammetartiges Wesen einen ganz eigenthümlichen Cha-

rakter, der sich besser wahrnehmen als beschreiben läfst. Ueberdies erstreckt sich die Röthe und Anschwellung bei der catarrhösen Entzündung und jeder andern entzündlichen Affection der Conjunctiva und der Augenliederdrüsen, selbst auch nach auswärts über die äufsere Oberfläche der Augenlieder ein oder mehrere Linien über die Cilien auf und abwärts, oder es erscheint wohl gar die äufsere Hautoberflache der Augenlieder excoriirt, der Epidermis beraubt, mit Pusteln besetzt, was alles nicht der Fall bei unserer Augenentzündung ist, die nie nach auswärts über die scharfe Kante des Tarsus schreitet und ihre Eigenthumlichkeit schon dadurch bewahrt.

5) In den leichtern Graden der catarrhalischen und jeder andern Augenliederdrüsen-Entzündung wird lediglich die Conjunctiva der Augenlieder von der Entzündung ergriffen, und die Conjunctiva scleroticae bleibt oft von jeder Affection gänzlich verschont. Hier aber wird auch im leichtesten Grade des Uebels dieses membranöse Gebilde nur mehr oder weniger direkt mit afficirt und bestimmt, sich in ihrer besondern Entwickelung als Schleimmembran zu vollenden, wodurch das Auge des Kranken ein ganz charakteristisches von allen andern ähnlichen Augenentzündungs-Formen ganz verschiedenes glanzendes Ansehn erhält.

6) Hat die catarrhalische Affection ihren Sitz in der Conjunctiva des Augapfels aufgeschlagen, oder verbreitet sich der Reflex der Augenliederdrusen-Entzündung auch über dieses hautige Gebilde, so zeigt sich eine ungleich verbreitete Röthe von Strangen Paquetweise neben einander liegender Gefaſse in der Conjunctiva, welche in den Augenwinkeln, vorzüglich im innern am starksten ist und gegen die Hornhaut hin immer schwacher wird. Dies ist keineswegs bei unserer Ophthalmie der Fall. Die Rothung der gesammten Bindehaut, sie mag nun secundair von der Affection der innern Wandung der Augenlieder, oder primair von der direkten Einwirkung des Contagiums herrühren, ist immer durch ein zartes feines Gefäſsnetz uber den ganzen sichtbaren Theil des Augapfels gleichformig verbreitet. Varicositaten einzelner von der Peripherie zum Centrum hin laufender und selbst die Cornea durchziehender Gefaſse sind erst im letzten Stadium, im Stadium der Reconvalescenz, bemerkbar.

7) Die catarrhalische Augenentzündung ist mit d m eigenen Phanomene verbunden, daſs sich an denjenigen Stellen der Bindehaut, wo die Entzündung am heftigsten ist, unter fixem anhaltendem und stechendem Schmerze kleine Pusteln oder Bläschen bilden, die eine

bald mehr seröse, bald mehr eiterähnliche Flussigkeit enthalten, mit einem hochrothen Kranze von strotzenden Blutgefäfsen umgeben sind, und bei zweckmäfsiger Behandlung sich wieder vertheilen oder aufplatzen, und sich in oberflächliche ichorose Geschwürchen verwandeln. Bei unserer Augenentzundung hingegen habe ich weder mit bewaffnetem noch unbewaffnetem Auge eine ähnliche Pustel- oder Phlyctaenen-Bildung je entdecken konnen.

8) Sowohl die catarrhöse Augenentzündung als auch jede Augenliederdrüsen-Entzündung anderer Natur geht in ihrem fernern Verlaufe nicht allein in eine abnorme Schleim-Secretion über, sondern endet auch jederzeit mit einem mehr oder weniger um sich greifenden gröfstentheils aber auf die Meibomschen Drüsen beschränkten wahren Eiterungsprozesse, was bei dieser Ophthalmie in den leichtern Graden nie, und nur in den höhern Graden manches Mal der Fall ist.

9) Geht jede andere Blepharophthalmie in eine wahre Blennorrhoe über, und hatte der Reflex der Entzündung so um sich gegriffen, dafs auch die Conjunctiva scleroticae und Corneae in die Krankheits-Metamorphose mit hinein gezogen wurde, so ist nicht allein der Ausflufs mehr eiterförmig, gelb und grunlich, wie bei dieser Ophthalmie, sondern auch

dessen Einwirkung auf die übrigen Gebilde des Auges, in der Regel noch zerstörender, als dies hier im Allgemeinen der Fall zu seyn pflegt.

10) Weder die gewohnliche catarrhöse Augenentzündung, noch weniger aber die in Blennorrhoe ubergegangene Augenliederdrüsen-Entzündung, welcher Natur sie auch immer seyn mag, ist als eine Local-Krankheit zu betrachten. Ihrer Entstehung gehn gewohnlich eine Menge Unpäſslichkeiten, die auf ein gleichzeitiges Ergriffenseyn der sämmtlichen Schleimhaute des Organismus hindeuten, als: ein Gefuhl von Mattigkeit in den Gliedern, trockne mit öfterm Frösteln abwechselnde Hitze, Kopf- und Stirnhöhlenschmerz, Halsweh, Schnupfen, Lendenweh, Ohrensausen, verlorner Appetit, unruhiger Schlaf und mehr oder weniger heftige Fieberzufalle voran. Diese Zufälle verschwinden mit der Ausbildung der Augenentzündung entweder gänzlich oder nur zum Theil, oder sie vicariiren noch mit der wechselnden Heftigkeit des Augenleidens. Unsere Ophthalmie hingegen erscheint und verläuft, ohne im mindesten den Gesammtorganismus in Mitleidenschaft zu ziehn, und spricht sich daher als ein rein örtliches Leiden aus; denn selbst im höchsten Grade des Uebels ist kein Fieber zugegen und keine Veränderung im Pulse bemerkbar; im

Gegentheile empfinden die Kranken eine stets gesteigerte Efslust und erfreuen sich oft, nach ihrer eigenen Versicherung, ubrigens eines allgemeinen Wohlbefindens.

11) Jede acute Augenentzündung anderer Natur durchläuft ihre Stadien innerhalb einer bestimmten Frist und entscheidet sich endlich durch eine den allgemeinen Organismus mehr oder minder in Anspruch nehmende Crise, oder sie geht nach einer bestimmten Dauer in einen chronischen Zustand über. Unsere Ophthalmie hingegen ist durchaus an kein auch nur einiger Mafsen zur Richtschnur dienendes Zeitmaafs gebunden, und sie erscheint bald als eine höchst acute, bald wieder als eine ungewöhnlich langsam fortschreitende und chronische, bald wieder als eine gemischte Krankheit.

12) Die catarrhalische Augenentzündung und ihr Uebergang in Blennorrhoe, wird durch eine eigene Zersetzung des Luftkreises, durch den schnellen Wechsel der Temperatur, durch den langen Aufenthalt in einer verdorbenen Atmosphäre, in Ställen, Kloaken, feuchten, dumpfigen und der Zugluft ausgesetzten Wohnungen, sumpfigen Gegenden, Rauchstuben etc. erzeugt und herrscht daher meistens sporadisch, höchstens in Kranken- und Findelhäusern endemisch; dagegen dieser Ophthalmie jedes

Mal ein eigenthümlicher, noch nicht hinreichend erforschter Ansteckungsstoff zum Grunde liegt, der unter allen Verhältnissen des Lebens ihre Erzeugung und ihre Verbreitung von Mann zu Mann begünstiget.

2.

Sitz und Natur der Krankheit.

§. 50.

Nach der eben von mir aufgestellten Beschreibung der Krankheit unterliegt es wohl keinem Zweifel, daſs die Conjunctiva derjenige Theil sey, worin sie ihren ursprünglichen Sitz hat. In ihr und zwar in dem die innere Flache der Augenlieder bekleidenden Theil derselben entspinnt sich die Krankheit, die sich dann von hier aus im fernern Verlaufe auch über den den Augapfel überziehenden Th il der Bindehaut ausdehnt, ohne sich jedoch, wenn sie einfach bleibt, über diese hinau , auf andere Gebilde des Auges zu erstrecken.

§. 51.

Die Conjunctiva, gehört nach Bichat [2]) dem Systeme der Schleimmembranen an.

---

[2]) Allgemeine Anatomie, angewandt auf Physiologie und Arzneiwissenschaft. A s dem Franz. ubers. von Pfaff. 1803. II. Theil 2te Abtheilung. S. 1 u. f.

Zwar haben späterhin Schmidt [3]) und besonders unser verehrungswürdige Walther [4]) auf eine eben so interessante als scharfsinnige Weise gezeigt, dafs die Conjunctiva eben sowohl auch an der Natur der serösen Hiere und der allgemeinen Bedeckungshaut participire und somit eine Haut von ganz eigenthümlicher und specifiker Bildung sey, die in den ausgedehntesten Beziehungen zu den verschiedenen dermatischen Systemen stehe. Doch treten diese letztern Beziehungen hier in den Hintergrund, da alle oben aufgezeichnete Phänomene der Krankheit ganz unverkennbar darauf hindeuten, dafs die Conjunctiva bei dem in Rede stehenden Augenübel vorzugsweise nur in ihrer Eigenschaft als Schleimhaut afficirt sey, als solche mithin hier auch nur in Betracht kommen könne. Was daher der Schnupfen in der Schneiderschen Haut, die Gonorrhoe in der Urethra ist, die Ruhr in den erekten Därmen seyn mag, das ist diese Krankheit in der Conjunctiva des Auges [5]).

---

[3]) Ophthalmologische Bibliothek, von Himly und Schmidt. III Band 1stes St. Seite 17 u. f.

[4]) Abhandlungen aus dem Gebiete der praktischen Medicin, besonders der Chirurgie und Augenheilkunde S. 410 u. f.

[5]) Wenn einige neuere Physiologen die gewöhnlichen pathologischen Erscheinungen, die wir lediglich den Functionen der Schleimhäute zuzurechnen pflegen, und als ih-

§. 52.

Dem zu Folge gehört nun dieses Augenübel zur Gattung der Entzündung im Systeme der Schleimmembranen, von welcher sie durch die Modification, die sie in dem bestimmten Organe, der Conjunctiva, erleidet, als Art erscheint. Dabei hat sie jedoch etwas Besonderes, das durch die Eigenthümlichkeit ihrer Natur bedingt wird und in den sie beziehenden charakteristischen Merkmalen deutlich ausgesprochen ist, wodurch sie sich eben von den übrigen hierher gehörigen Entzündungs-Formen der Conjunctiva unterscheidet, und sich daher nicht etwa als eine Varietät irgend einer derselben, sondern von ihnen abgesondert, als eine für sich bestehende eigene Species darstellt. Worin aber diese eben berührte Eigenthümlichkeit, worin überhaupt das Wesen jenes pathischen Zustandes, den wir Entzündung im Systeme der Schleimmembranen nennen, bestehe, ob dies eine wahre Entzundung oder nur ein der

---

nen eigenthumlich angehörig ansehen, der durch die Krankheit verstimmten Receptivität und Struktur der innersten feinen Oberhaut der Gedarme, der Urethra u. s. w. lediglich zuschreiben, diesen feinen Ueberzug als eine seröse Haut betrachten, und hierbei der Annahme einer anomalen Function und Secretion der Schleimhaute nicht zu bedurfen glauben, so habe ich gegen diese Erklärungsweise, in Bezug auf die in Rede stehende eigenthümliche Krankheit der Conjunctiva, nichts einzuwenden.

Entzündung analoger Zustand, und worin die etwanige Differenz beider begründet sey; wie sich die Entzündung im Systeme der Schleimmembranen und wirkliche Blennorrhoe in der üblichen Bedeutung des Worts ihrem Wesen nach zu einander verhalten mögen, — über alles dies bescheide ich mich gern aller weitern Erörterungen, da von allen schimmernden Hypothesen fern nur bewahrte Erfahrungen hier mitgetheilt werden sollen.

§. 53.

Eben so wenig fuhle ich mich berufen, das System der Nosologie durch einen neu erfundenen Namen für diese Krankheit zu bereichern. *Nova fictaque nuper habebunt verba fidem, si Graeco fonte cadant parce detorta.* Doch es fehlt uns an einem griechischen Namen fur die Conjunctiva, denn die dafür ausgegebenen und gebrauchten als λεύκη sive albuginea oder λογάδες das Weiſse im Auge, sind nicht bezeichnend, und schützen daher vor Miſsverständnissen und Verwechselungen nicht. Gesetzt aber auch wir hatten ein solches Wort, das sich wohl am besten mit συζευγνυτικὴ oder zierlicher mit συζευκτικὴ geben lieſs, sollen wir nun die Krankheit durch das angehangte *itis* als eine Entzundung oder durch das angehangte *blennorrhoea* als solche bezeichnen? Wahrscheinlich ist sie weder das Eine noch das Andere. Ihr Genus selbst, diese eigenthümliche Affection im Systeme der schleimabsondernden Membranen, ist in der Nosologie noch keineswegs fixirt und richtig bezeichnet [6]) wie soll es die Species seyn? – Deshalb habe ich den einfachen allgemein üblichen Namen Augenentzündung einstweilen beibehalten, und ihm nur zur nähern Bezeichnung der Species das Prädikat ägyptische aus Gründen, deren Triftigkeit ich weiter unten zu erweisen hoffe, beigelegt.

§. 54.

Vermöge der Beziehungen, in welcher die Conjunctiva zu dem übrigen System der Schleimhäute und überhaupt zu dem dermatischen Systeme steht, vikariirt dieses Leiden zuweilen mit andern Krankheitsformen. So ist schon §. 39. bemerkt worden, daſs öfters der Schnupfen als Prodrom der Augenentzündung voranläuft und mit ihrem Erscheinen verschwindet. Eine sowohl bei der Epidemie in Mainz, bei den Augenkranken in Jülich, als auch von den Feldärzten der Niederländischen Armee häufig gemachte Erfahrung. So beobachtete ferner der General-Divisionsarzt Schack

[6]) Vergl. Reil, Memor. clin. Fasc. 1. pag. 49.

Schack [7]) im zweiten kön. preuſs. Armeecorps, daſs die Krankheit, die schon weiter zu verbreiten sich angefangen hatte, im October 1813 seltener wurde, als die Soldaten an Diarrhoe und Ruhr litten So sahen endlich unsere Militairärzte sie häufig mit der Rose und namentlich mit der Gesichtsrose vicariiren, was allerdings zugleich eine sehr interessante Bestätigung der Beziehungen der Conjunctiva mit dem dermatischen Systeme abgibt. [8])

---

[7]) Geschichtliche Darstellung der Augenentzündungs-Epidemie etc. in meinem Magazine für die gesammte Heilkunde, II. B. S. 114.

[8]) In dieser Hinsicht bemerkenswerth ist folgende vom Bataillons-Arzte Germseyer gemachte Beobachtung: Ein Mann vom 15ten königl preuſs. Füsilier-Bataillone, Namens Kirchhoff, kam am 6ten Juni dieses Jahres in das Lazareth zu Hamm mit einer bösartigen Ophthalmoblennorrhoea, welche bereits schon vier Tage angedauert hatte. Herr Germseyer lieſs sogleich und zwar am rechten Arme zur Ader, und verordnete die gewöhnlichen andern Mittel. Am 8ten Juni lieſsen die Schmerzen in den Augen nach, und die Entzündung minderte sich; hingegen klagte Patient über empfindliche Schmerzen an dem Arme, wo man Ader gelassen hatte. Der ganze Arm fing an zu schwellen und sich zu entzünden; die Geschwulst reichte bis an die Fingerspitzen herab; aus der Aderöffnung quoll eine dünne weiſsgelbliche Jauche, und die Entzündung war den 21sten Juni so stark, daſs der Brand gefürchtet, und diesfalls innerlich und äuſserlich die China in Anwendung gesetzt werden muſste. Sobald die Entzündung des Arms entstand, verschwand die Augenentzündung, so daſs schon am 12ten Juni keine Spur von ihr mehr sichtbar war.

§. 55.

Mehrere preufsische Militair-Aerzte haben überdies die Beobachtung gemacht [9]), dafs auch die Menge der Typhus-Kranken der königl. preufsischen Heere mit der Zahl der an dieser Ophthalmie Erkrankten in den letzten Kriegen offenbar im umgekehrten Verhaltnisse stand. Indefs dürfte hier wohl weniger ein ächt vicariirendes Verhältnifs obwalten, und vielmehr nur eine Bestätigung des pathologischen Grundsatzes sich finden, dafs das Vorhandenseyn einer contagiösen Krankheit die Entwicklung einer andern in demselben Individuo nicht leicht gestattet, da Fälle, wo ein und dasselbe Individuum gleichzeitig zwei verschiedene contagiöse Krankheiten in sich ausbildete, nur als seltene Ausnahmen von der Regel zu betrachten sind. [10])

Derselbe Fall wie beim contagiösen Typhus tritt wohl bei der hier und da schon gemachten und sich vor dem Ausbruche der Mainzer Epidemie (§. 9.) abermals bestätigten Beobachtung in Bezug auf die Krätze und andere contagiöse Hautausschläge ein, an denen gewöhnlich die Truppen, unter welchen diese Augenentzündung herrscht, weniger zu leiden

[9]) Siehe mein Magazin a. a. O. II. B. S. 172 - 175 u. f.

[10]) Vergleiche Reil Entwurf einer allgemeinen Pathologie, S. 188 u. 189.

pflegen, ohne daſs hier ein ächt vicariirendes Verhaltniſs zwischen dieser Augenentzündung und jenen Hautkrankheiten wirklich Statt finden sollte. Und eben so ist es eine allgemein bekannte Erfahrung, daſs Menschen, welche an syphilitischen Affectionen leiden, vom contagiösen Typhus, und selbst von der Pest nicht so leicht wie andere gesunde Individuen angesteckt werden, ja daſs sogar andere nicht contagiöse Krankheiten, künstliche Geschwure, alte Fuſsschäden u. dgl. vor dem Ergriffenwerden einer eben herrschenden contagiösen Krankheit lange zu schützen pflegen.

§. 56.

Unstreitig gehört dieses Augenübel zur Familie der contagiösen Krankheiten. Es ist in der That unerklärbar, wie es Männer geben kann, die noch jetzt an der contagiösen Natur dieser Krankheit zu zweifeln fähig sind. A priori läſst sich kein Grund einsehn, warum sie nicht sollte ansteckend seyn können. Es gibt einen ansteckenden Tripper, eine ansteckende Ruhr, und was war die Influenza am Ende anders, als ein ansteckender Schnupfen? Sämmtlich Krankheiten im Systeme der Schleimhäute! Warum sollte es daher nicht auch eine ansteckende Entzündung der Conjunctiva in ihrer Beziehung als Schleimhaut geben. A priori läſst sich also nichts Grundliches gegen ihre contagiöse Natur einwenden, und betrachten wir die Geschichte der Entstehung und Verbreitung dieser Krankheit etwas genauer, so finden wir, daſs sie alle Charaktere mit jeder andern wahrhaft ansteckenden Krankheit gemein hat, und daſs somit auch in der Erfahrung ihre contagiöse Natur zur vollständigsten Gewiſsheit erhoben wird.

§. 57.

Zwar ist die contagiöse Natur dieser Krankheit von Prosper Alpin [11]) an bis auf unsere Zeiten und namentlich von Desgenettes [12]), Brnant [13]), Larrey [14]), Savaresy [15]), Assalini [16]), Pugnet [17]), Ludwig Frank [18]), Weinhold [19]), Helling [20])

[11]) De med. Aegyptior. lib. I. Cap. 7. 13. u. 14.

[12]) Histoire med. de l'armée d'Orient. I. Partic. pass.

[13]) Hist. med. de l'armée d'Orient. II. Partie. pag. 9 etc.

[14]) Mémoire de chirurgie militaire. Tom. I. pag. 203 et seq.

[15]) Hist. med. de l'armée d'Orient. II. Partie. pag. 90 etc.

[16]) Manuale di chirurgia. Parte II. Discorso V.

[17]) Memoire sulle febbri maligne e pestilenziali del Levante. Quadro fisico-medico dell Alto Egitto. Cap. VII. §. 47 — 52.

[18]) Collection d'opuscules de médécine practique. Nro. VIII.

[19]) Ueber eine heftige der ägyptischen Ophthalmie ähnliche epidemische Augenkrankheit; beobachtet im kön. preuſs. vierten Reserve-Regiment. Dresden 1815.

[20]) Beobachtungen uber die im letzten Feldzuge 1813 und

und Baltz[21]), verkannt und bezweifelt, dagegen aber auch von Edmonston[22]), Brigges[23]), Power[24]), Reid[25]), Mac-Gregor[26]), Ware und Thomas[27]), Royston[28]), Vetch[29]), Farrel[30]), Mon-

---

1814 bei den preufsischen Soldaten gleichsam epidemisch gewordenen Augenkrankheit. Berlin 1815.

[21]) Die Augenentzündung unter den Truppen in den Kriegsjahren 1813 und 15. Berlin 1816.

[22]) Observations on the varieties and consequences of ophtalmia, with a preliminary inquiry into its contagious nature. Edinb. 1816. 8vo.

[23]) Remarks on the diseases of the Mediterranean. §. IV. Ophthalmia. V. Trotters Medicina nautica, an Essay on the diseases of Seamen, Vol. III. p. 438.

[24]) Attempt to investigate the cause of the egyptian ophtalmia etc. London 1803.

[25]) An Essay on ophthalmia: containing a history of that disease as it appeared in the 1 battalion of the 89 regiment, with some observations on its causes and symtoms. Aiso the medical treatement. Portsea 1806. 8vo.

[26]) Bibl. Britannique, scienc. et arts, Vol. 30., und in den Transactions of a Society forte improvem of med. and. chir. knowledge. Vol. III. 1812. p. 30. und 45 — 64.

[27]) Citati a Royston, in Kluiskens ann. de lett. medic. etrang. Vol. XI.

[28]) Observations on ophthalmia etc. Introductory remarks. pag. 9 - 10.

[29]) An account of the ophthalmia, which has appeared in England since the return of the British army from Egypt. London 1807, und in dem Edinb. med. and surgical Journal 1808. Num. 14.

[30]) Observations on ophthalmia, and its consequences. London 1811.

giardini[31]), Penada[32]), Laverini[33]), Cimba[34]), Vasani[35]), Omodei[36]), dann von Kluyskens[37]), Lehmann[38]), Krantz[39]), und allen übrigen preufsischen Militärärzten anerkannt und bis zur Evidenz nachgewiesen worden. Nicht ganz mit Recht macht daher Omodei[40]) uns Preufsen den Vorwurf, dafs wir eben so wenig wie die französischen Aerzte die wahre Natur des Uebels eingesehen haben und dieses Verdienst lediglich den englischen und italienischen Aerzten zukomme, da die beiden Autoritaten, auf die er sich beruft, namlich die beiden Schriftchen

[31]) Memoire della Societá medica di Emulazione di Genova. Vol. 1. 2. Quadrimestre 1802,

[32]) Osservazioni medico - pratico - meteorologiche, Quinquennio quinto. §. 43. p. 395.

[33]) Journal général de medecine chirurgie etc, Vol. 42. pag. 224 etc.

[34]) Discorsi ed osservazioni pratiche. Parte prima. Genova 1816. Discorso V, pag. 50 sq,

[35]) Storia dell' ottalmia contagiosa dello spedale militare d'Ancona origine e natura di quel contagio etc. Verona 1816,

[36]) Cenni sull' ottalmia contagiosa d'Egitto e sulla sua propagazione in Italia. Milano 1816,

[37]) Dissertation sur l'ophthalmie contagieuse, qui regne dans quelques bataillons de l'armée de Pays-bas. à Gand 1819.

[38]) Wahrnehmungen bei Behandlung der Augenentzundungen im Feldzuge 1815. Leipzig 1816. Seite 18.

[39]) Siehe mein Magazin fur die gesammte Heilkunde. II. Bd. Seite 55 u f.

[40]) Am angefuhrten Orte Seite 20.

von Helling und Weinhold wohl nicht als Norm für die Ansichten der preufsischen Militärärzte aufgestellt werden konnen, beide Schriftsteller auch weder preufsische Militärärzte sind, noch Gelegenheit hatten die Krankheit in ihrem Entstehen, sondern lediglich nur in ihren Folgen und ihrem spätern Verlaufe zu beobachten. Aufser Baltz, dessen spätere Schrift Omodei noch nicht bekannt seyn konnte, ist es wohl keinem preufsischen Militärarzte eingefallen, an der ächt contagiösen Natur des Uebels je zu zweifeln, wie es die erstatteten Berichte der Armeeärzte von 1813 an bis auf den heutigen Tag, und die diesfalls erlassenen Verfügungen von Seite der obern Militär-Medicinal-Behörde mehr als hinreichend nachweisen [41]). Auch sind die frühern hierher gehorigen Beobachtungen bereits in einer eigenen geschichtlichen Darstellung der Augenentzündungs-Epidemie, die seit dem Frühjahre 1813 in der K. preufs. Armee herrschte [42]) mitgetheilt worden, wo unter andern gesagt wird:

„Dafs unserer Augenentzündung der Charakter der Contagiositat wirklich zukömmt, daran ist leider wohl kein Zweifel mehr. Wa-

41) Vergleiche die Circular-Verordnungen in meinem Magazine, I. Bd. Seite 488, und VI. Bd, S. 343.

42) Ebendaselbst II. B. S. 184.

ren nur etliche Individuen einer Compagnie, eines Bataillons oder Regiments einmal erst ergriffen, so verbreitete sich die Krankheit auch bald über die andern Individuen derselben Abtheilungen und zunächst über diejenigen welche mit den zuerst Erkrankten in sehr naher Berührung standen, Schlafstelle, Waschbecken und Handtücher mit ihnen gemein hatten. Die Kranken selber übertragen durch Unvorsichtigkeit, die bei dem gemeinen Manne nie ganz zu vermeiden ist, im Gebrauche der Arzeneien mittelst Pinseln, Badeschwämmen, Läppchen und Badewannen, selbst mit den Fingern ganz sichtbar die Krankheit auf das noch gesunde Auge, wie dies öfters auch mit Nebenkranken der Fall gewesen ist. Eben so fehlt es nicht an Beispielen, daſs Wärter und Aerzte, welche viel mit den Kranken umgingen, von der Augenentzündung mit ihrer ganzen Gewalt ergriffen wurden."

§. 58.

Leider fehlt es in der K. preuſs. Armee auch nicht an spätern Erfahrungen, die die contagiöse Natur dieses Augenübels beurkunden. In einem unter dem 2ten Juli d. J. eingesandten Berichte des Bataillons-Arztes Germseyer vom Hamm'schen Landwehr-Grenadier-Bataillone heiſst es:

„Bis zum September v. J. hatte das Bataillon keinen einzigen Augenkranken. Aus dem 800 Mann starken Bataillone wurden die gesundesten und ansehnlichsten Leute gezogen, um eine Compagnie von 150 Köpfen zu bilden, welche den 5ten Sept. vorigen Jahres nach Aachen marschirte, um dort bei der Anwesenheit der Monarchen den Wachtdienst zu verrichten. Kurz nach dem Einrücken der Compagnie in Aachen erkrankten 8 Individuen davon an Augenentzündung.

Den 30sten November v. J. kam die Compagnie von Aachen zurück und bezog die alte Caserne in Hamm.

Den 16ten December meldete sich der erste Augenkranke, welcher sogleich in das Lazareth genommen und in 10 Tagen vollständig geheilt wurde.

Den 28sten December meldete sich der zweite Augenkranke von demselben Zimmer. Dies veranlaſste die Maſsregel, daſs die noch übrigen 8 Mann, welche noch auf eben der Stube wohnten, in eine andere Stube gelegt wurden; dessen ungeachtet wurde die ganze Kameradschaft von zehn Mann in Zeit von drei Wochen nach und nach von der Augenentzündung befallen."

§. 59.

So berichtet unter andern der Regimentsarzt Neumann, daſs während der diesjährigen Uebungszeit der sechsten Division unter den Mannschaften des 2ten Bataillons 8ten Infanterie-Regiments die Augenentzündung ausgebrochen sey, welche zwar in Bezug auf ihren Ausgang noch keinen bösartigen Charakter zeige, sich aber offenbar durch Anstekkung dadurch schnell verbreitet habe, indem der erste daran Erkrankte sich erst am dritten Tage gemeldet habe. Dieser sey nun zwar, als man alle Merkmale der contagiösen Augenentzündung (ersten Grades) an ihm entdeckte, sogleich separirt worden; allein schon den folgenden Tag sey die ganze mit ihm wohnende Kameradschaft augenkrank geworden, und da auch diese in mancherlei Berührungspunkte mit den übrigen Mannschaften der 5ten und 6ten Compagnie gekommen waren, habe binnen wenigen Tagen die Krankheit so sehr um sich gegriffen, daſs man bereits (bei Absendung des Rapports) 34 Augenkranke zählte. Nur dadurch, daſs auch diese Mannschaften verlegt und auſser Communication mit den übrigen Truppen gesetzt wurden, habe man dem weitern Umsichgreifen des Uebels in der Art Einhalt gethan, daſs die Augenentzündung lediglich nur in den besagten beiden Compagnien herrsche, das ganze erste Bataillon hingegen und die 7te und 8te Compagnie desselben Regiments, so wie das ganze zur Revue zusammengezogene Armeecorps, aufser einem Theile des 24sten Regiments (von dem höchst wahrscheinlich die Ansteckung ausging) ganz verschont geblieben sey.

§. 60.

Auch in ausländischen Heeren fehlte es den Aerzten nicht an Gelegenheit, sich von der contagiösen Natur dieser Krankheit zu überzeugen. Die hierher gehörigen Beobachtungen Schwedischer Militairärzte sind bereits in dem oben angezogenen Aufsatze [43]) mitgetheilt worden. In einem Berichte von dem Hospitale des Schwedischen ersten Armeecorps heifst es nämlich:

„Die Augenentzündung, welche unter den aus Deutschland zurückkehrenden Truppen herrschte, war ansteckend, denn vor deren Ankunft war keine Spur davon vorhanden gewesen, da sie doch nach der Vereinigung der genannten Truppen mit der Reserve-Armee unter dieser haufig wurde."

„In dem Garnison-Krankenhause zu Stockholm zeigte sich in der Mitte des Octobers

43) In meinem Magazine II. Bd. S. 185.

1814 eine epidemische Augenentzündung, welche von den aus Norwegen zurückkehrenden Seeleuten mitgebracht war. Der Expeditions-Arzt und Ritter Dr. J. W. Rudolphi sagt in einem Berichte über den Krankheits-Zustand der Mannschaft der an der Küste von Boguslehn stationirten Scheerenflotte:

„„Auch unter dem etwas über 500 Mann
„„starken Volke dieser Flotte verbreitete
„„sich eine heftige Augenentzündung, als
„„eine Anzahl Bootsleute von der Krieges-
„„flotte unter dasselbe aufgenommen wur-
„„den, welche die Armeen aus Deutsch-
„„land nach Schweden übersetzt hatten,
„„und bei dieser Gelegenheit angesteckt
„„worden waren.""

§. 61.

Aufser den hierauf Bezug habenden weiter unten anzuführenden Beobachtungen englischer Feldärzte will ich hier nur eines Berichtes von William Adams, Leibarzte Sr. Königl. Hoheit des Prinzen Regenten, erwähnen, worin er erzählt, dafs als die englischen Truppen in Frankreich zu Cambray ein Spital für Augenkranke errichtet hatten, die Zahl der von dieser contagiösen Augenkrankheit ergriffenen Individuen sich täglich auf 150 bis 250 belief, und dafs kein Mann der in dieser

Stadt einquartirten Coldstream-Garden davon verschont geblieben sey. [44])

§. 62.

Vasani [45]), ein Veroneser Arzt, versichert, daſs die Augenkrankheit, welche im 6ten italienischen Linien-Infanterie-Regimente seit Jahren ausschluſsweise geherrscht hatte, 1810 auf die Besatzung von Mantua übergegangen war, nachdem ein Detachement dieses Regiments kurz vorher in derselben Caserne, von welcher das Uebel ausging, einquartirt gewesen war; daſs schon früher (1809), nicht wie Assalini irrig angibt, aus Ursache einer Ueberschwemmung, zufolge des Austretens des Bacchiglione und einer veränderten Witterungs-Constitution, sondern lediglich durch vorhergegangene Gemeinschaft mit den des Contagiums verdächtigen Individuen, die Krankheit sich im ersten leichten Infanterie-Regi-

[44]) Letter to the right honourable and honourable the directors of Greenwich hospital, containing an exposure of the curations resorted to by the medical officers of the London eye-infirmary, for the purpose of retarding the adoption and execution of plans for the extermination of Egyptian ophthalmia from the army, and from the kingdom, submitted for the approval of government by Sir William Adams, in 8vo. London 1817. pag. 77.

[45]) Storia dell' ottalmia contagiosa dello spedale militare d'Ancona etc. Verona 1816. S. 35 — 39.

mente in der Garnison von Vicenza entwickelt habe, und daſs endlich das Bataillon des 4ten Regiments, welches wie das 6te Linien-Regiment, das so viele Augenkranke hatte, auf demselben Küstenlande ausgebreitet denselben Einwirkungen ausgesetzt stand, nicht einen einzigen Augenkranken zählte, als bis es befehliget worden war, mit dem 6ten die Kaserne von S. Maria nuova in Ancona zu theilen, wornach es dergestalt angesteckt wurde, daſs es im Verhältniſs des Personals noch mehr Augenkranke zählte als das sechste Regiment selbst.

§. 63.

Sehr bestätigend in Bezug auf diesen Gegenstand sind auch die von Kluysken in der Niederlandischen Armee gemachten Erfahrungen [46]). „Es hatte sich," sagt er unter andern, „in den Casernen von Gent, so viel ich weiſs, nie eine Spur einer specifischen oder contagiösen Augenentzündung gezeigt, bis hier im Jahre 1814 das 7te Linien-Bataillon formirt wurde. Mehrere alte Soldaten, welche den Kern dieses Bataillons bildeten, hatten in den französischen Armeen die contagiose Augenentzündung gehabt. Einige darunter

[46]) Siehe dessen Dissertation sur l'ophthalmie contagieuse etc. pag. 35 sq.

litten selbst jetzt noch im hohen Grade daran. Die Folge davon war, daſs die Ophthalmie sich bald einer groſsen Anzahl Soldaten mittheilte, und daſ dieses ansteckende Uebel dies Bataillon sowohl bei der Armee als in den verschiedenen Garnisonen, die es einnahm, fortwährend begleitete."

So erweiſst Kluyskens noch durch mehrere Beispiele, daſs wenn einmal diese Krankheit in einem Bataillone eingekehrt war, sie sich darin fortwährend behauptete, ungeachtet des Wechsels der Betten, der Effekten und des Aufenthaltsorts desselben. Bei dieser Gelegenheit kann ich nicht umhin, noch einen von ihm erzählten Fall mitzutheilen, der nicht allein sehr beweisend für die contagiöse Natur dieser Krankheit spricht, sondern auch in ärztlich polizeilicher Hinsicht merkwürdig ist. Ein Soldat vom 38sten Miliz-Bataillon wurde nämlich nach seiner Rückkehr aus dem Spitale, wo er von dieser Augenentzündung geheilt worden war, mit mehreren andern seiner Kameraden in eine Stube gelegt und nach Verlauf von 4 bis 5 Tagen waren 7 dieser Leute von der Augenentzündung ergriffen.

§. 64.

In allen diesen Fällen verblieb die Ansteckung unter den Truppen. Es fehlt jedoch nicht an Beispielen, daſs sich die Krankheit vom Heere aus, auch über den Bürger und Landmann durch Mittheilung verbreitet hat. So beobachtete der preuſsische Regiments-Arzt Krantz[47]), daſs das Landvolk in der Gegend von Trier, wo zu der Zeit Truppen mit vielen Augenkranken cantonnirten, von dieser Krankheit heimgesucht wurden und so gibt es im preuſsischen Staate andere Beispiele genug, daſs einzelne ganze Familien, die von schweren Augenkranken bequartirt waren, diesem Uebel selbst unterliegen muſsten.

§. 63.

Edmonston[48]) versichert, daſs diese Ophthalmie sich in Gibraltar nicht bloſs auf die Soldaten beschränkt habe, sondern auch eine groſse Anzahl der Einwohner hiervon befallen worden wären, und er Gelegenheit gehabt habe, mehrere auf diese Weise Erkrankte zu sehen. Die Aerzte in Gibraltar haben auch erklärt, daſs sie kein Bedenken trügen, diese Augenentzündung, wegen welcher sie jetzt so häufig consultirt würden, der durch die Armee mitgetheilten Contagion zuzu-

[47]) Siehe mein Magazin a. a. O. II. Band S. 185.

[48]) Treatise on the varieties and consequences of opthalmia. Edinburgh 1806. p. 47 etc.

zuzuschreiben. Derselben Meinung wären gleichfalls auch die Militärärzte, welche sich daselbst befanden, gewesen. An einer andern Stelle sagt er:

„Bei der Rückkehr mehrerer Regimenter aus Aegypten nach Malta wurde die untere Klasse zuerst das Opfer der ansteckenden Augenentzündung; die Contagion verbreitete sich dann auch unter die höhere und wurde zuletzt allgemein auf der ganzen Insel. Bei der Rückkehr der Armee aus Aegypten nach England waren mehrere Soldaten von der Augenentzündung befallen. Einige begleiteten ihre Regimenter auf dem Marsche durch verschiedene Gegenden des Landes; Andere wurden mit dem Frieden verabschiedet und kehrten zu den Ihrigen zurück. Es entstand hieraus eine in der Natur der Sache begründete häufige Gemeinschaft zwischen diesen Augenkranken und andern vollkommenen gesunden Personen. Die Reinlichkeit, die gewöhnlich in der niedern Volksklasse nicht zu Hause ist, wurde vernachläſsiget und man betrachtete die Krankheit nur als eine einfache nicht contagiöse. Diesen Umständen muſs man es zuschreiben, daſs an mehreren weit von einander entfernten Orten Groſsbrittaniens zu ein und derselben Zeit Ophthalmien sich zeigten und daſs die besondere Modification dieser

Krankheit, die man die ägyptische Augenentzündung nennt, jetzt allen Aerzten so bekannt geworden ist."

§. 66.

Eben so wird es von Patrick Mac-Gregor, einem englischen Wundarzte am königlichen Militär-Asylum, behauptet, daſs seitdem die englischen Truppen aus Aegypten nach England wieder zurückgekehrt wären, sich die Augenentzündung nicht allein unter den Soldaten und Matrosen, sondern auch unter den Einwohnern des Landes verbreitet habe. Auſserdem wird von ihm unbezweifelt nachgewiesen [49]), daſs die Krankheit von den Soldaten der Linienregimenter auf die Kinder, sowohl Knaben als Mädchen, des Instituts übergegangen und sich in demselben durch Ansteckung sehr ausgebreitet habe. Besonders merkwürdig und bestätigend in Hinsicht auf die ansteckende Eigenschaft dieser Krankheit sind unter andern folgende Stellen seines Berichts:

„Im Junius (1804) lagen 58 Knaben und 32 Mädchen an demselben Uebel krank. In dem Laufe dieses Monats wurde die Wärterin

---

[49]) In den Transact. of a Society for the improvem. of med. and chir. Knowledge. Vol. III. Lond. 1812. p. 30 u. 45 — 64.

des Mädchen-Hospitals und ihr Ehemann, welcher im Chelsea Hospitale verpflegt wurde, sie aber täglich besuchte, desgleichen zwei gelegentlich angenommene Wärterinnen von der nämlichen Krankheit angesteckt. Durch angestellte Nachforschungen erfuhr ich, daſs der angeführte Pflegling der einzige um diese Zeit mit Augenentzündung im Chelsea Hospitale behaftete Kranke war."

„Die Frau eines Officiers unter den Linientruppen stattete um diese Zeit in dem Militär-Asylum einen Besuch ab. Sie hatte einen Sohn, welcher zwischen 5 und 6 Jahren alt war und mit den andern Knaben zu spielen pflegte. Er bekam die Augenentzündung und 4 oder 5 Tage nachher wurde seine Schwester, ein zweijähriges Kind, davon angesteckt und noch einige Tage später die Officier-Frau selbst."

„Im August lagen 69 Knaben und 21 Mädchen an dieser Augenentzündung krank. Ein Knabe und ein Mädchen, welche von ihrer Mutter aus Schottland gebracht wurden, kamen eines Abends am Ende dieses Monats im Asylum an und wurden sogleich aufgenommen. Die Kinder wurden ohne mein Wissen von der Wärterin in eine Stube gebracht, in welcher andere mit der Augenentzündung behaftete Kranke lagen. Als ich am nächsten Vormittage die Krankenanstalt besuchte, liefs ich die Kinder unmittelbar in eine andere Stube bringen. Ungeachtet meine Anordnung pünktlich befolgt worden war, so zeigten sich doch schon am dritten Morgen nach der Ankunft der Kinder bei beiden Zufälle der Augenentzündung, welche sich in keinem Stücke von den bei andern Kranken bemerkten, unterschieden."

§. 67.

Auch Kluyskens hat uns mehrere hierhergehörige Beobachtungen mitgetheilt. „Ich habe" sagt er[50]) „gesehen, dafs Soldaten, welche diese Ophthalmie oder auch nur eine Spur derselben hatten, wenn sie nach ihrer Entlassung zu ihren Verwandten kamen, die Krankheit allen Bewohnern des Hauses mittheilten. Im vorigen Jahre hielt ich auf einer Reise von Grammont nach Renaix beim Eingange ins Gehölz in einer Hütte an. Ich war erstaunt, dort eine ganze Familie von der Augenentzündung befallen zu sehn. Der Sohn, ein Landwehrmann, war mit einer Spur dieser Krankheit wenige Tage vorher von Mons angekommen und hatte diese Anstek-

50) Am angeführten Orte Seite 37.

kung veranlaſst. Derselbe Fall ereignete sich in den verschiedenen Häusern von Gent, wo Soldaten bei der Rückkehr zu ihren Verwandten, obgleich sie so zu sagen, von der Augenentzündung geheilt waren, nichts desto weniger die Krankheit ihren Brüdern und Schwestern mittheilten."

„Der Sohn eines Bauers von Merelbeke nahe bei Gent hatte bei seinem Bataillone zwei Rückfälle von dieser Augenentzündung gehabt. Als er einigermaſsen hergestellt war, sandte man ihn auf Urlaub nach Hause, wahrscheinlich in der Absicht, durch die Veränderung der Luft eine dauerhafte Heilung herbeizuführen, und 14 Tage nach seiner Ankunft waren 8 Individuen seiner Familie, bei der er wohnte, von dieser Augenentzündung ergriffen.

§. 68.

Endlich kann es wohl auch keinem Zweifel unterliegen, daſs die jüngst von mir beobachtete Augenentzündungs-Epidemie in Mainz ebenfalls contagiöser Natur war; denn die Geschichte ihrer Entstehung und ihrer weitern Verbreitung (§§. 6. bis 15.) gibt uns hierüber die evidentesten Beweise an die Hand. Aber auch diese Epidemie breitete sich nicht allein unter der kön. preuſsischen Mainzer Besatzung von Mann zu Mann aus; sie ging auch auf die

Aerzte und die Wärter über, und diese theilten die Krankheit wieder ihren Familien mit, wovon mir mehrere Beispiele bekannt geworden sind. Ja die Krankheit wurde sogar von Mainz aus, was gewiſs bemerkenswerth ist und einen wichtigen Wink für die Medicinal-Policei gibt, auf andere Garnisonen verpflanzt.

Es wurden nämlich im März d. J. 13 Mann (Maurer) vom 34sten Infanterie-Regimente zu den Festungsarbeiten nach Coblenz commandirt. Die Leute waren bei ihrem Abgange von Mainz dem Aussehn nach vollständig gesund, und kamen in ein Zimmer der dortigen Casernen mit ungefähr 20 ebenfalls gesunden Leuten von andern Regimentern zu liegen. Nicht lange waren sie da, als sich unter ihnen die Augenkrankheit zu entwickeln anfing, und diese sich bald so sehr ausgebreitet hatte, daſs sie auf die meisten übrigen mit ihnen im nämlichen Zimmer wohnenden Mannschaften übergegangen war.

§. 69.

Nach diesen wie mich dünkt keinem weitern Zweifel mehr zulassenden Beweisen von der contagiösen Natur der Krankheit, deren ich leicht noch mehrere auffinden und anführen konnte, wenn ich nicht besorgen müſste, meine Leser zu ermüden, wende ich mich zur Beantwortung einer andern Frage, nämlich:

Wie kam die Krankheit zuerst in das preufsische Heer, da wir in der Geschichte aller frühern Feldzüge vor 1813 keine Spur von ihr entdecken, und man ehedem diese Krankheit überhaupt weder in der Armee noch im ganzen Lande kaum dem Namen nach kannte, ob es gleich weder in den frühern Feldzügen noch in der Lebensweise und den sonstigen Verhältnissen des Soldaten sowohl im Kriege als Frieden an jenen Gelegenheits-Momenten fehlte, unter denen wir noch heute die Krankheit sich bald häufiger entwickeln, bald vermindern, bald einen mehr gutartigen, bald wieder einen mehr bösartigen Charakter annehmen sehn? Nicht so leicht als der contagiöse Charakter der Krankheit in der Erfahrung nachgewiesen werden kann, ist diese Frage zu beantworten, und die schon im Eingange dieser Schrift ausgesprochene Behauptung, (§. 2.) dafs sie ägyptischen Ursprungs sey, mit ähnlichen Thatsachen zu belegen.

§. 70.

Um nicht zu weit von meinem Thema abzukommen, will ich nur die vorzüglichsten Facta herausheben, die für diese Annahme sprechen.

Durch Prosper Alpin [51]), der im 16ten

[51]) Medicina Aegyptiorum. Lugduni Batav. 1718. pag. 22 sq.

Jahrhunderte eine Reise nach Aegypten machte, erhalten wir die erste ausführliche Kunde von einer daselbst einheimischen Augenentzündung, die seitdem von mehreren Reisenden und ganz vorzüglich von Volney [52]) beobachtet und beschrieben worden ist, und die in ihrem Verlaufe mit der späterhin in den Europäischen Heeren beobachteten Augenentzündungs-Epidemie die auffallendste Uebereinstimmung zeigt.

Ueber die eigentlichen Ursachen derselben gibt es der Meinungen sehr viele. Die brennende trockne Hitze am Tage und die feuchten und kühlen Nächte; eine mit Staub stets imprägnirte und das Auge mechanisch reizende Atmosphäre, das Zurückprallen der Sonnenstrahlen von dem weifsen Sande; die Ueberschwemmungen des Nils, der häufige Temperatur-Wechsel und andere climatische Verhältnisse sind die Gemeinplätze, auf denen man sich herumtreibt, um das Ursächliche dieses endemischen Augenleidens aufzufinden. Wieder andere wollen es mehr in der Lebensart der Einwohner, in ihrer Gewohnheit des Nachts auf den blofsen Terassen vor ihren Häusern zu schlafen, in dem häufigen Genusse geistiger Getränke und besonders in einer ungere-

---

[52]) Voyage en Syrie et en Egypte. T. I. p. 215.

gelten Befriedigung des Geschlechtstriebes suchen. Ohne mich jedoch in eine nähere Würdigung der Gründe für oder gegen eine dieser Meinungen hier einzulassen, glaube ich mich um so mehr meinem Zwecke nähern zu können, als in der Folge noch davon die Rede seyn wird.

§. 71.

Im Juni 1798 landete Buonaparte mit den französischen Truppen in Aegypten, und kaum 20 Tage darauf zeigte sich schon die Krankheit unter denselben. Allen getroffenen Vorkehrungen Trotz bietend, behauptete sie sich nicht allein unter ihnen, sondern sie breitete sich auch während der ganzen Zeit ihres Aufenthalts in Aegypten immer mehr aus; ja sie ging selbst mit ihnen nach Europa über und viele Soldaten, die in Aegypten davon verschont geblieben waren, erblindeten nach den Berichten der französischen Militair-Aerzte erst spaterhin bei ihrer Rückkehr nach Frankreich [53]).

---

53) Desgenettes Histoire medicale de l'armée d'Orient. Paris 1802. Pars II.

Larrey, Relation sur l'Expedition en Egypte etc.

Bruant, Hist. med. de l'armée d'Orient, II. Partie.

Assalini Observations sur la maladie. appellée peste, le flux dissenterique, l'ophthalmie d'Egypte, et les moyens de s'en preserver etc. a Paris. An IX. 8.

§. 72.

Ein ähnliches Schicksal erlitten die zur Expedition für Aegypten benutzten englischen Truppen. Ich will die interessantesten von Edmondston [54]) hierüber gesammelten Erfahrungen in Beziehung auf diese Armee mittheilen

„Das zweite Regiment der Fencibles von Argyleshire wurde," erzählt er, „den 29sten Januar 1802 in einem ganz gesunden Zustande am Bord des Delft eines Kriegsschiffes von 68 Kanonen in Gibraltar eingeschifft. Dieses Schiff war unter Sir Ralph Abercromby zur Expedition nach Aegypten benutzt worden, und wurde als ungesund betrachtet. Es hatte einen Theil der Garden nach Gibraltar zurückgebracht, welche bei ihrer Ankunft auf andere Schiffe eingeschifft wurden, weil man auf dem Delft eine Ansteckung vermuthete. Die herrschenden Krankheiten waren Fieber und Ophthalmien. Während der zwei Monate, welche das Schiff in Gibraltar war, wurde es mehrere Mal gereiniget und durchräuchert, und man wandte alle Mittel an, welche es in den Stand setzen konnten, Truppen an Bord zu nehmen, so daſs bei der Einschiffung des Regiments von Argyleshire mit Ausnahme eines kranken Offi-

---

[54]) Am angeführten Orte. Pag. 13. sq.

ciers, welcher in Aegypten das Gesicht durch die Augenentzündung verloren hatte, alle übrigen Officiere und Soldaten in vollkommener Gesundheit sich befanden. Die für das Regiment gelieferten Betten waren neu, aber die Hängematten, worin die Leute schliefen, waren mit Ausnahme derjenigen, welche zum Gebrauch für die Kranken bestimmt wurden, von den Garden benutzt gewesen.

Zwei Tage nach der Einschiffung des Regiments stach das Schiff in See, und kam den 21sten Februar nach einer angenehmen Fahrt von 21 Tagen in Spithead an. Es wurde unter Quarantaine gesetzt, das Regiment aber erst den 28sten ausgeschifft, wo es in die Casernen von Hilsea marschirte.

Zehn Tage vor dem Ausschiffen des Regiments zeigte sich ein Fall von Augenentzündung; ein anderer schon 7 Tage vorher. Die Kranken konnten keine Ursache dieser Krankheit angeben; die Invasion war plötzlich und der Verlauf der Entzündung sehr rapid. Das Regiment blieb 10 Tage in Hilsea und während dieser Zeit zeigten sich 21 Falle von Augenentzündung. Die Symptome glichen ganz denen, unter welchen die Ophthalmie am Bord des Schiffes sich manifestirte. Um diese Zeit erhielten wir Ordre, uns nach Colchester zu begeben, was ungefahr 120 Meilen davon entfernt liegt. Wir machten diesen Marsch in 11 Tagen. Das Regiment marschirte in drey Divisionen. — Bei der letzten zeigten sich auf dem Marsche vier Fälle von Augenentzündung. — Drei Tage nach unserer Ankunft in Colchester erschien die Krankheit mit mehr Heftigkeit wieder. Volkommen gesunde Personen wurden davon befallen und es fehlt nicht an interessanten und unzweideutigen Beispielen, daſs hier Ansteckung statt fand. Menschen welche ganz gesund mit andern, die an dieser Krankheit litten, in demselben Bette, oder auch nur in der nämlichen Stube schliefen wurden gemeinhin den andern Morgen von derselben Krankheit befallen. — In Colchester war ein schönes Spital mit allem Nöthigen wohl versehn. Während unsers Aufenthalts in dieser Stadt zeigten sich 75 Fälle von Augenentzündung. Als die Kranheit anfing abzunehmen, erhielt das Regiment neue Ordre, sich nach Norman-Cross, ungefähr 70 Meilen von Colchester, zu begeben. — Auf dem Marsche dahin zeigten sich 12 Fälle dieser Krankheit, aber sie waren so leicht, daſs mehrere Kranke ohne ärztliche Hülfe wieder hergestellt wurden. So dauerte dieses Uebel mit abwechselnder Heftigkeit in diesem Regimente fort, bis dasselbe endlich nach der Unterzeichnung des Friedens mit Frankreich, entlassen wurde."

Mehrere hundert Individuen, erzählt Edmonston, sind von der Krankheit befallen worden, die in der Mehrzahl der Fälle dieselbe Virulenz und Bösartigkeit zeigte, welche diese Augenentzündung in den ägyptischen Regimentern charakterisirten.

§. 73.

Ausserdem theilt Edmonston zwei Briefe mit. Der Eine ist von M. Robinson, Chirurgus bei dem Regimente der Fencibles von Banffshire, Garnison Gibraltar, worin derselbe anzeigt, dass im Regimente viele an der Augenentzündung leiden, von der er glaube, dass sie ihm durch das 8te Regiment mitgetheilt sey, welches viele dieser Kranken von Aegypten nach Gibraltar gebracht hatte.

In einem andern Briefe von M. Yves, Chirurgus der Fencibles von Cambrian, datirt aus Bristol 1802, heisst es, er sey am Bord des Loyal - Briton nach England gekommen, welches zwar nicht zum Transport für ägyptische Truppen gedient, aber doch einige von dieser Augenentzündung Erblindete, wenige chronische Ruhrkranke, und einige reconvalescirte Verwundete am Bord gehabt habe. Auf der Fahrt selbst sey zwar keine Augenentzündung, die er die Gibraltar'sche nennt, vorgekommen; aber nach seiner Ankunft hätten sich mehrere Fälle von Augenentzündungen gezeigt, ganz mit denselben Symptomen, wie man sie in Gibraltar beobachtet hatte.

§. 74.

Als Edmonston vier Monate später nach Gibraltar zurückkehrte, überzeugte er sich von der Richtigkeit seiner Meinung, daſs die im englischen Heere herrschende Ophthalmie keine andere als die ägyptische sey. Die Regimenter, sagt er, welche die Garnison von Gibraltar ausmachten, und welche die von Argyleshire und andern abgelöset hatten, waren alle in Aegypten gewesen und hatten alle mehr oder weniger an dieser Augenentzündung gelitten. Sie hatte ihre an diesem Augenübel leidenden Kranken mit sich gebracht. Einige Zeit schien es, als wollte die Krankheit abnehmen; aber nach einem kurzen Zwischenraume entwickelte sie sich mit neuer Kraft. Mehrere, welche ihr in Aegypten entgangen waren, wurden jetzt davon ergriffen, und alle Soldaten, welche in den ägyptischen Regimentern enrollirt gewesen waren, litten daran in einem hohen Grade. Die beiden Bataillons des 5ten Regiments, welche nicht in Aegypten gewesen, sondern in Gibraltar geblieben waren, schienen eben so allgemein von dieser Augenentzündung angegriffen, als die ägyptischen Regimenter selbst.

Mehrere darunter hatten das Gesicht und zwar so vollstandig verloren, als wenn sie sich den feindseeligen Einflüssen der Sandwüsten Lybiens selbst ausgesetzt hätten. Es breitete sich nun auch, wie oben gesagt, die Krankheit über die Einwohner Gibraltars aus, und so wurde sie endlich auch nach England selbst verpflanzt.

§. 75.

Vetch [55]), ein anderer englischer Militairarzt, erklärt auf eine ganz ähnliche Weise das Erscheinen und Umsichgreifen der Augenentzündung im zweiten Bataillone des 52sten leichten Infanterie-Regiments, indem er sagt: „Das allgemeine Zeugniſs stimmt darin überein, daſs alle Regimenter der englischen Armee von dieser Augenentzündung heimgesucht wurden, welche mit jenen in Garnison zu liegen kamen, die an dieser Krankheit in Aegypten oder auf dem mittellandischen Meere gelitten hatten." Bei sorgfaltiger Nachforschung fand er nun, daſs diejenigen Soldaten, bei welchen diese Krankheit zuerst im 52sten Regimente erschien, früher in Irrland an derselben bereits gelitten und den Keim des Uebels von da aus ins Bataillon, zu dem an 500 Freiwillige von der irländischen Militz zugestoſsen waren, überpflanzt hatten.

---

[55]) An account of the ophthalmia etc. Chapt. I. p. 3.

§. 76.

Eben so wurde die Krankheit durch die ägyptischen Regimenter nach Malta und Sicilien gebracht. Nach den Mittheilungen des Dr. Fränklins, brittischen Inspectors der Hospitaler, herrschte dieselbe nach der Rückkehr der Armee aus Aegypten im beträchtlichen Grade unter den Truppen in Malta, doch nach und nach liefs sie an Heftigkeit nach, und erlosch im Jahre 1805 fast gänzlich. Im Frühjahre 1806 landete die Armee in Sicilien und wenige Monate nachher breitete sich die Krankheit unter den Truppen daselbst weit mehr aus, als vorher unter den Truppen in Malta. Die Ophthalmie dauerte von dieser Zeit an fast stationair fort bis zur Rückkehr der kleinen Armee aus Aegypten im Jahre 1807 worauf sie noch lange fort in den sicilianischen Regimentern herrschte [56]), und sich aufserordentlich ausbreitete.

§. 77.

Auf eine ganz ähnliche Weise, wie nach England, Malta und Sicilien, wurde die Krankheit auch nach Italien überpflanzt. Zuerst

[56]) Observations on Ophthalmia and its consequences by Charles Farrel, M. D. Surgeon to His Majestys forces. London 1811.

Zuerst zeigte sie sich zu Chiavari im Genuesischen. Dorthin wurde sie durch die Seeleute gebracht, welche von Livorno kamen, wohin sie aus Aegypten zuruckkehrende Franzosen transportirt hatten. Es war im September und October 1801 daſs das Uebel dort wüthete, und der Professor Mongiardini[57]) erzählt, daſs diese Seeleute ihn versichert hätten, es herrsche dasselbe Augenübel in Livorno, wohin es durch ein mit französischen Gefangenen angekommenes Parlamentairschiff gebracht worden sey. Die Darstellung Mongiardini's läſst übrigens keinen Zweifel über die Identität der Krankheit mit der ägyptischen. Von diesem Zeitpunkte an zeigte sich die Krankheit, von der früher nicht eine Spur zu entdecken gewesen war, bald an diesem, bald an jenem Orte Italiens. So spricht ein anderer italienischer Schriftsteller, Namens Penada[58]) von einer im Jahre 1804 und im Frühjahre 1810 in Padua[59]) beobachteten offenbar contagiösen und epidemisch herschenden Augenentzündung. Die Krankheit hatte seiner Be-

---

57) In den Memoire della Societá medica di Emulazione di Genova, 2° Quadrimestre, Vol. I. 1802. pag. 2 sq.

58) In den Osservazioni medico-pratico meteorologiche Quinquennio quarto. Padowa. §. 46.

59) Osservazioni, Quinquennio quinto §. 43. p. 395.

schreibung nach eine catarrhalische Form, dauerte fast immer 40 Tage lang und war mit der Absonderung einer sehr häufigen, sehr zähen, und ganz eigenthümlich ichorösen Lymphe begleitet. Uebrigens waren die Zeichen dieser Ophthalmie, besonders der 1810 herrschenden, ganz die der ägyptischen Augenentzündung. — Contagiös und ägyptischen Ursprungs war ferner die Augenentzundung, welche 1808 in Vicenza im ersten italienischen leichten Infanterie-Regimente herrschte und von Dr. Lavarini beschrieben worden ist[60]), und ganz ähnlicher Natur auch die Krankheit, welche die Grenadiere der italienischen Garde 1807 zu Mailand und 1809 in Ungarn befiel, und die Cimba unter dem Namen einer epidemischen Ophthalmie angezeigt hat[61]) Im Jahre 1811 brach die Krankheit endlich auch in Ancona aus, und griff 1812 so sehr um sich, dafs man Behufs der Unterbringung der vielen dort befindlichen Augenkranken eine Kirche zum Hospitale umformen mufste. Dies veranlafste das Ministerium in Mailand, Bericht über den Charakter der Krankheit und über deren Entwicklung und Verbreitung

---

60) V. Journal général de médecine, chir. etc. Vol. 42. pag. 224 etc.

61) Discorsi ed osservazioni pratichi. Parte prima. Genova 1816. Discorso V. pag. 50 sq.

einzufordern, und nun ergab sich aus den diesfalls angestellten Nachforschungen und actenmäſsig erhobenen Thatsachen, daſs

1) die in Ancona so sehr ausgebreitete Augenkrankheit alle Zeichen und Erscheinungen mit der ägyptischen Ophthalmie gemein habe;

2) die Krankheit durch das 6te Linien-Infanterie-Regiment dahin verpflanzt worden sey;

3) dieses Regiment im Jahre 1805 unter dem Namen eines Auxiliar-Regiments aus der italienischen Legion formirt worden sey, welche seit 1803 auf der Insel Elba und zwar gleichzeitig mit dem 6ten französischen Linienregimente, welches ehedem in Syrien an dieser Augenentzündung stark gelitten hatte und zur Zeit seines Aufenthaltes in Elba noch viele Augenkranken zählte, daselbst in Garnison gestanden habe;

4) das Uebel von diesem Zeitpunkte an in diesem italienischen Regimente sich gezeigt und seit seiner Errichtung immer mehr um sich gegriffen habe;

5) durch drei Bataillone dieses Regiments, welche 1808 nach Spanien geschickt wurden, die Krankheit daselbst auch eingeführt worden sey, durch die übrigen Bataillone aber, die von Elba aus, 1810 nach Tos-

kana überschifft wurden, um nach Mantua, und 1811 nach Ancona zu marschiren, auch an diese Orte, an welchem letztern sie die höchste Ausbreitung erhielt, verpflanzt und den übrigen daselbst befindlichen Truppenabtheilungen mitgetheilt worden sey [62]).

Daſs übrigens zur Zeit des Aufenthalts der italienischen Legion in Elba nicht allein die Casernen und Hospitäler der Insel mit Resten der französischen Armee von Aegypten angefüllt waren, sondern auch noch im Jahre 1806 eine der ägyptischen Ophthalmie ganz analoge Krankheit unter den Truppen herrschte, versichert auch Lavarini, der damals dort Chirurgien major war [63]).

---

62) Vergleiche Vasani am angeführten Orte Seite 33, und Omodei, Cenni, sull' ottalmia contagiosa etc.

63) V. Journal général de médecine etc. Vol. 42. p. 337. Ob das Uebel auch in mehrere Gegenden Ostindiens eingeführt worden sey, wohin es allerdings durch die Karavanen, die von Cairo nach Suez am rothen Meere und weiter nach der vordern Halbinsel des Ganges gehen, leicht gebracht worden seyn kann, ist zwar nicht bestimmt nachzuweisen, aber bemerkenswerth ist es allerdings, daſs J. G. König, der Missions-Arzt in Tranquebar war, von einer unter den Ostindiern daselbst herrschenden Augenentzündung, einer Chemosis, spricht, „die sogar ansteckend ist." Die Indier suchen sie dadurch zu heilen, indem sie den Rand der Augenlieder mit Zitronensaft bestreichen, und gepülverte Curcume mit Zucker in das entzündete Auge streuen, und bei zunehmender Entzündung eine Salbe aus Borax, Citronensaft

§. 78.

Auf diese Weise also wurde das Uebel durch die englische und französische Armee von Aegypten nach ganz Europa übertragen, und letztere ist es vorzüglich, welche dieselbe auf ihren mannigfaltigen Zugen in dem verflossenen letzten Jahrzehend fast über alle Länder dieses Erdtheils verbreitet hat. So kam durch die Kriege zwischen Frankreich und Oesterreich in den Jahren 1805 und 1809 diese Krankheit in die österreichische Armee. In Folge der grofsen Begebenheiten des verhängnifsvollen Jahres 1812 sahen wir endlich in den Jahren 1813, 14 und 15 fast ganz Europa unter den Waffen. Truppen der verschiedensten Nationen trafen in denselben Quartieren, Verwundete und Kranke der feindlichen und einheimischen Armee in denselben Spitälern zusammen; — kurz die verschiedensten Völker Europens, ja selbst anderer Welttheile traten dadurch in die mannichfachste und nächste Berührung mit einander, und fast keine

---

und Myrobalanen, auf einem glühenden Eisen bereitet, anwenden. Vergleiche J. G. König, de remediorum indigenorum ad morbos cuivis regioni endemicos expugnandos efficatia. Diss. inaug. Hafniae 1773. Im Auszuge in Tode's med. chir. Bibliothek. I. B. Kopenhagen 1775. 3tes Stuck. pag 145.

der am Kriege Theil nehmenden Armeen blieb nunmehr von dem gefährlichen Uebel verschont.

§. 79.

In diese Zeit fällt auch das Erscheinen dieser ansteckenden Augenkrankheit in unserm vaterländischen Heere, worin die von Seiten der K. Pr. Ober-Medicinal-Behörde dagegen getroffenen zweckmäſsigen Maſsregeln sie zwar in ihrer progressiven Ausbreitung zu beschränken, aber nicht zu ersticken vermochten. Der von fern her zugeführte Keim war einmal darin ausgestreut, und es bedurfte nur begünstigender Umstände, um die verderbliche Saat hier und da aufsprieſsen zu lassen.

Hiermit glaube ich denn auch zur Genüge gerechtfertigt zu haben, warum die in Rede stehende Krankheit auf dem Titelblatte die ägyptische Augenentzündung genannt ist.

3.

Aetiologie der Krankheit.

§. 80.

Das Hauptmoment zur Erzeugung der in Rede stehenden Augenentzündung ist ein durch eine eigenthümliche Krankheit erzeugtes specifikes Contagium, das einem andern Individuo mitgetheilt in ihm eine gleiche Krankheit und als Produkt derselben ein Contagium der nämlichen Art hervorruft. Ueber die physisch-chemische Natur dieses Contagiums, ob dieser oder jener der von der Chemie auf ihrem gegenwärtigen Standpunkte anerkannten elementarischen Stoffe in ihm obwalte, ob es eine Modification des im Typhus erzeugten Contagiums, oder eine durch die climatischen Einflüsse Aegyptens metamorphosirte Lustseuche, oder sonst etwas anders sey, über alles dies enthalte ich mich jedes weitern Vernünftelns, da über der Lehre von den Contagien überhaupt noch ein zu tiefes Dunkel schwebt, als dafs sich über diesen Ansteckungstoff insbesondere mit einiger Gewifsheit etwas der Art ausmitteln liefse. Ich begnüge mich daher, einige durch die Erfahrung uns gegebene und die Praxis näher in Anspruch nehmende Erscheinungen dieses Contagiums hier etwas ausführlicher zu erörtern.

Allgemeine Betrachtungen über die Wirkungsart des Contagiums.

§. 81.

Der Mehrzahl der hierüber angestellten Beobachtungen zufolge soll dieses Contagium zu der Familie der fixen gehören, sich vorzugsweise an Kleidungsstücke und die nächsten Umgebungen der Angesteckten hängen, und nur durch unmittelbare längere Zeit hindurch fortgesetzte Berührung sich mittheilen. Ob dies aber richtig sey und ob es nicht auch in Distanz wirke, darüber glaube ich wenigstens einige Zweifel zu erheben berechtiget zu seyn. Merkwürdig ist eine von Edmonston in dieser Beziehung erzählte Thatsache.

Es kamen an einem Tage zwei Unteröfficiere ins Spital, die an bösen Augen litten. Der Eine, der erst vor 3 Stunden davon befallen worden war, hatte eine Stunde vor seiner Aufnahme im Spitale seinen Freund gebeten, ihm ins Auge zu sehen. Dieser that es und versicherte in demselben Augenblicke einen Schmerz in dem seinigen empfunden zu haben. Kaum eine Stunde darauf war schon Röthe in der Conjunctiva und ein seröser Ausfluſs aus dem Auge vorhanden.

§. 82.

Es erhält die Annahme einer möglichen Ansteckung in Distanz noch einen hohen Grad von Wahrscheinlichkeit, wenn man erwägt, wie weit die Krankheit oft, und mit welcher Rapidität sie um sich greift, wenn sie einmal irgendwo ausgebrochen ist, ja wie selbst Individuen ergriffen werden können, bei denen keine unmittelbare Berührung mit Angesteckten, keine durch einen andern Zwischenkörper, als die Luft, vermittelte Mittheilung sich nachweisen lafst.

§. 83.

So kam ja auch das 34ste Linien-Infanterie Regiment nicht unmittelbar mit Augenkranken der Art in Berührung, sondern bezog nur Quartiere, in denen kurz vorher Reconvalescenten von dieser Krankheit ubernachtet hatten, und es ist doch sowohl hier als in allen ähnlichen Fällen schwer zu glauben, dafs die in den verschiedenen Quartieren angesteckten Individuen durch einen besondern Zufall mit ihren Augen überall und unmittelbar die Punkte berührt haben sollten, an denen gerade etwas von diesem Ansteckungsstoffe haftete, der namentlich in dem vorliegenden Falle so vielfach verbreitet nicht gewesen sein kann, da bei Reconvalescenten eben keine starke Absonderung mehr obzuwalten pflegt. Findet hier vielleicht mit einiger Einschränkung nicht etwas Aehnliches Statt, wie man von der ansteckenden Kraft der Ausdünstung salivirender Kranker beobachtet hat? Es ist wenigstens eine bekannte Erfahrung, dafs Kranke die man einer Salivation unterwerfen will, weit schneller und gewisser speicheln, wenn man sie in Stuben bringt, worin früher bereits salivirende Kranke gelegen haben. Ich habe dies haufig erfahren und auch **Frank** erzählt, dafs in den Souterrains des Lazareths zu Pavia, wo ehemals die Venerischen saliviren mufsten, andere Kranke zu speicheln anfingen, wenn man sie in dieselben legte.

§. 84.

Wie grofs die Kraft ansteckender Stoffe sey, ist uns von andern Contagien hinlänglich bekannt. Nach **Howard**[64]) soll eine unbedeutende Quantität Pestgift einen Ballen Baumwolle von mehr als 1000 Pfund so inficiren, dafs alle die, welche die Baumwolle anfassen, von der Pest ergriffen werden. Es ist daher auch nur eine geringe Menge des in Rede stehenden irgendwo in einer Stube, Kammer etc. haftenden Contagiums nöthig, um empfängliche Subjecte zu inficiren, wenn sie auch nur eine Zeitlang in der Nähe eines Ortes verweilen, an dem etwas von diesem auf irgend eine Weise dorthin gekommenen Ansteckungsstoffe befindlich ist.

§. 85.

Eben so ist es nicht unbekannt, wie lange gewisse Contagien ihre ansteckende Kraft be-

---

[64]) Account of the principal Lazarettos of Europa. p. 61.

halten können. Impffäden mit Blattergift haben sich wenigstens 20 Jahre wirksam erhalten, und ein geöffnetes Grab eines an Blattern gestorbenen Kindes theilte noch nach 30 Jahren die Ansteckung mit [65]. v. Hildenbrand [66]) erzählt, dafs ein schwarzer Rock, in welchem er einst einen Scharlachkranken in Wien besuchte, den er darauf 1½ Jahre nicht am Körper trug, und den er ohne ihn anzuziehn von Wien aus bis nach Podolien führte, ihm erst in der letztern Provinz den Scharlach gab, der dort früher beinahe unerhört war.

§. 86.

Mag nicht so etwas auch hier bei der in Rede stehenden Krankheit der Fall seyn? Der Delft, auf dem sich früher Augenkranke befunden hatten, war zwey Monate lang in Gibraltar gereiniget und durchräuchert worden, und dennoch wurde die darin eingeschiffte Mannschaft von der Augenkrankheit befallen (§. 72.). Wenn es daher auch ausgemacht ist, dafs dies Contagium bei einer unmittelbaren auf irgend eine Art erfolgten Berührung seine vorzügliche Wirksamkeit äufsere, so scheint es anderer Seits doch nicht geläugnet werden zu dürfen, dafs es auch in einiger Ent-

[65]) Reils gener. Pathologie, III. Bd. S. 170.

[66]) Ueber den ansteckenden Typhus, Wien 1810. S. 123.

fernung Ansteckung zu bewirken im Stande sey, und diese seine anstekkende Kraft längere Zeit beibehalte.

Absichtlich habe ich mich bei diesem Gegenstande etwas langer aufgehalten, weil er mir für die Medicinal-Polizei von grofser Wichtigkeit schien, und weil ich gerade in der Nichtbeachtung desselben den hauptsächlichsten Grund zu finden glaube, dafs diese Krankheit sich immer wieder von neuem bald hier bald dort entwickelt.

§. 87.

Wie viel Zeit das Contagium brauche, die eigenthümliche Krankheit zu erzeugen, ist noch nicht genau ausgemittelt. Mehreren gemachten zum Theil auch bereits angeführten Wahrnehmungen zufolge (§. 66.) scheint es in der Mehrzahl der Falle den dritten Tag nach vorhergegangener Infection seine Wirkungen zu äufsern. In manchen Fällen und besonders dann, wenn das Contagium unmittelbar dem menschlichen Auge applicirt wurde, hat es jedoch seine schädliche und zerstörende Wirkung viel schneller geäufsert. Merkwürdig sind in dieser Hinsicht folgende drei Beobachtungen von Patrick Mac-Gregor [67]).

---

[67]) Am angeführten Orte.

„Am 25sten October 1809 Nachmittags um 4 Uhr fand die Wärterinn Flanelly, daſs, als sie die Augen eines Knaben, welcher an einer starken Schleimsecretion litt, ausspritzte, eine bedeutende Menge dieses eiterartigen Schleims in ihr rechtes Auge flog. Sie fühlte damals wenig oder keinen Schmerz, aber gegen 9 Uhr desselben Abends wurde ihr rechtes Auge roth und etwas schmerzhaft, und bei ihrem Erwachen am nächsten Morgen waren die Augenlieder geschwollen, bereits Eitersecretion und Schmerz im ganzen Augapfel zugegen. Das linke Auge blieb ganz frei von der Krankheit."

„Die Wärterinn Fairbrother fand, als sie um 9 Uhr Vormittags am —sten Jänner 1810 Einspritzungen in die Augen eines im Hospital befindlichen Kranken machte, welcher sehr geschwollene Augenlieder mit einem sehr beträchtlichen Schleimflusse hatte, daſs ihr etwas von den mit dem Schleime gemischten Einspritzungen ins linke Auge kam [68]). Ich war zufällig im Spitale zugegen, als sich dieser Vorfall ereignete, und ich verordnete ihr, das Auge sogleich mit lauwarmem Wasser zu

[68]) Auf dieselbe Weise und bei derselben Gelegenheit, wie diese beide Wärterinnen, wurde auch der Regimentsarzt Pudon in Mainz angesteckt.

baden. Sie that dies mehrere Minuten lang; allein ungeachtet dieser Vorsicht fing das linke Auge am Abend um 9 Uhr in einem solchen Grade zu jucken an, daſs die Kranke sich des Reibens desselben schlechterdings nicht enthalten konnte. Als sie am folgenden Morgen aufwachte, war das Auge beträchtlich entzündet, die Augenlieder geschwollen, und bei jeder Bewegung des Augapfels hatte sie die Empfindung, als wenn sich Sandkörner zwischen dem Augapfel und den Augenliedern befanden. Noch im Laufe dieses Tages stellte sich ein eiterartiger Schleimausfluſs und die andern Zufälle ein, welche denen ganz gleich waren, woran die unter ihrer Pflege befindlichen Kinder litten; das rechte Auge blieb völlig gesund."

„Ungefähr früh um 8 Uhr am 15ten Februar 1810 brachte die Wärterinn Gainer, während sie die Augen eines an der eiternden Augenentzündung sehr leidenden Knaben mit warmem Wasser wusch, unvorsichtiger Weise den Schwamm, dessen sie sich bedient hatte, ans rechte Auge. Sie erzählte diesen Vorfall sogleich den andern Wärterinnen, brauchte aber nicht das mindeste, um der Ansteckung vorzubeugen. Nachmittags zwischen 3 und 4 Uhr des nämlichen Tages stellte sich groſser Schmerz in dem rechten Auge ein, das noch vor dem Schlafengehen beträchtlich entzündet wurde. Am nächsten Morgen waren ihre Augenlieder sehr geschwollen. Sie klagte bei jeder Bewegung des Auges über Schmerz, und die ganze vordere Oberfläche desselben war stark entzündet. Ein eiterartiges Ausfluſs begann vom innern Augenwinkel über die Wangen herabzuflieſsen. Die Zufälle nahmen an Heftigkeit immer mehr zu, und ungeachtet der zu ihrer Heilung angewandten Mittel platzte der Augapfel am 4ten Tage nach erfolgter Ansteckung vorn dem Sehloche gegenüber. Das linke Auge nahm an der Krankheit des rechten nicht den mindesten Antheil."

§. 88.

In diesen Fällen wirkte nun das Contagium sehr schnell auf das Auge der Inficirten ein. Die Geschichte dieser Krankheit liefert uns indessen auch eine Menge Fälle, wo die zerstörende Wirkung nach geschehener Ansteckung viel später erfolgte, und es unterliegt wohl kaum einem Zweifel, daſs dieses Contagium so wie das syphilitische Gift auch eine Zeit lang unwirksam bleiben könne, ehe es von begünstigenden Umständen angefacht, oder durch längere Dauer zur weitern Reife gediehen, seine Wirkungen äuſsert. Es mögen hier durch das mitgetheilte Contagium eine Reihe eigener Vitalitäts-Prozesse eingeleitet werden, die nur im Dynamischen beschränkt, noch nicht zu unserer Erkenntniſs in sinnlich wahrnehmbare Erscheinungen durchbrechen; es wird der Conjunctiva dadurch eine eigenthümliche Tendenz aufgedrungen, eine bestimmte Lebensform in sich zu entwickeln, die eben die in Frage stehende Krankheit ist, und es bedarf nur der Zeit und der Begünstigung äuſserer Verhaltnisse, daſs die, in ihrer Selbstentwickelung immerhin begriffene, für uns nur nicht erkennbare Disposition zur wirklichen Krankheit sich steigere. So wird ja auch bei den sogenannten häreditairen Krankheiten nicht die Krankheit selbst, sondern nur die Disposition dazu dem Kinde angeboren. So erzählt Robertson vom gelben Fieber, daſs der gröſste Theil der Fieber, die am Bord von Schiffen entstanden, nicht gleich, nachdem die Ursache eingewirkt hätte, eintreten, sondern zwei bis drei Wochen, nachdem man auf der See sey; und der Referent in dem Hamburger Magazin für die auslandische Litteratur [69]) versichert, auch in unserer Gegend einige Fälle von Nachwirkung der Contagien und an sich selbst beobachtet zu haben.

§. 89.

[69]) Im 3ten Bande 2tes Stück S. 139.

§. 89.

Nur auf diese Weise lassen sich mehrere Thatsachen auch aus der Geschichte der in Rede stehenden Epidemie erklaren. Erst nachdem das 34ste Infanterie-Regiment seinen Marsch vollendet, und schon einige Tage in Mainz gestanden hatte, brach die Krankheit in demselben aus, obgleich die Ansteckung schon früher in der Gegend von Vach demselben mitgetheilt worden war. (§. 8.) In der vom Bataillons-Arzt Germseyer mitgetheilten Beobachtung kehrte die nach Aachen detaschirt gewesene Compagnie, welche daselbst der Ansteckung ausgesetzt gewesen war, den 30sten November nach Hamm zurück und erst am 16ten Dec. erschien der erste Augenkranke, und den 28sten der 2te (§. 58). Außerdem finden sich in manchen andern theils bereits mitgetheilten, theils noch mitzutheilenden hierauf Bezug habenden Thatsachen, Belage genug für die Richtigkeit dieses Satzes, der in Bezug auf die zur Ausrottung des Uebels zu ergreifenden Maßregeln nicht genug beachtet werden zu können scheint.

§. 90.

Ob die Intensität des Contagiums zu verschiedenen Zeiten verschieden seyn mag, oder ob die Erscheinungen die darauf hindeuten, mehr Resultate der verschiedenen mehr oder weniger entwickelten Disposition seyn mögen, ist gleichfalls noch nicht hinreichend ausgemittelt. Vielleicht mag in einzelnen Fällen beides zusammenwirken. Daſs die Krankheit auch in ihren geringsten Graden ansteckend sey, ist leider den darüber bestehenden Erfahrungen zu Folge nur zu gewiſs, als daſs noch der geringste Zweifel diesfalls obwalten könnte, und eben so gewiſs ist es, daſs Reconvalescenten noch sehr lange anzustecken fähig sind, obgleich sich an ihren Augen nur noch sehr geringe Spuren der überstandenen Augenkrankheit, und oft gar keine mehr, wahrnehmen lassen.

§. 91.

Eine einmalige Infection schützt nicht vor einer neuen; eine Eigenschaft, welche diese ansteckende Krankheit mit den übrigen nicht febrilischen contagiösen, mit der Krätze, dem Lustseuchengifte etc. gemein hat.

§. 92.

Ob die Krankheit sich auch den Thieren mittheilen mag? Wenn es mir gleich an eigenen Beobachtungen dieser Art fehlt, so muſs ich dennoch diese Frage ebenfalls mit ja beantworten; denn der Regimentsarzt des K. pr. 3ten Uhlanen-Reg. Hr. Dr. Spaltholz hat mich sowohl mündlich versichert als auch früher schon in seinen ämtlichen Berichten es nachgewiesen, daſs zu jener Zeit, als die Truppen am meisten an diesem Augenübel litten, auch die Pferde der Cavallerie hiervon nicht verschont geblieben, sondern sehr zahlreich und ganz unter derselben Form augenkrank geworden wären. Ueberdies unterliegt es keinem Zweifel, daſs in Aegypten selbst die Thiere, eben so wie die Menschen, von der Krankheit ergriffen werden. So erzählt uns Savaresi[70]), daſs die meisten Hunde daselbst auf einem oder beiden Augen blind sind, und viele Esel, Pferde, Ochsen, Kameele mehr oder weniger davon angegriffene Augen haben.

Die merkwürdigen Versuche Vasani's[71]) über die Ansteckungsfähigkeit dieser Krankheit, setzen es endlich auſser allem Zweifel, daſs dieses Contagium sich auch auf die Thiere fortpflanzen könne, und zugleich liefern sie, da bekanntlich nicht alle Contagien wie das in Rede stehende auf die Thiere übergehen, eine sehr auffallende Bestätigung der schon durch die Ge-

---

70) Histoire medicale de l'armée d'Orient, 2. partie. pag. 9. et 10.

71) Am angeführten Orte S. 40 u. f.

schichte der Krankheit erörterten Identität dieser Augenentzündung mit der ägyptischen.

Vasani impfste nämlich zwei jungen Hunden die Krankheit ein, indem er den von Augenkranken ausfliefsenden und auf Linnen aufgefangenen Stoff auf die Augenlieder der beiden Hunde übertrug. Vier Tage darauf waren die Augen der Hunde geschwollen und triefend, und die Krankheit bildete sich ganz unter denselben Erscheinungen aus, die die herrschende Ophthalmie jedem Beobachter darbot. Vasani suchte nun den Gang der Krankheit dadurch zu unterbrechen, dafs er die beiden inficirten Hunde oftmals in einem Kübel Wasser waschen und baden liefs, aber umsonst. In dasselbe Wasser liefs er nun einen dritten Hund tauchen, ohne weiter etwas mit ihm vorzunehmen, und auch bei diesem Hunde entwickelte sich förmlich die Augenentzündung. Um sich nun die Ueberzeugung zu verschaffen, ob dieser Stoff, auch auf andere Weise den Augen mitgetheilt, dieselbe Krankheit hervorzubringen im Stande sey, machte er einen Versuch mit einem vierten Hunde. Er nahm etwas von der bereits getrockneten Materie, die sich auf dem linnenen Lappen befand, dessen er sich zu dem ersten Versuche bedient hatte, und pülverisirte es fein. Ein Stäubchen hiervon suchte er nun in den innern Augenwinkel des vierten Hundes zu bringen. Der Erfolg war derselbe. Das Auge erschien nach einigen Tagen thränend und entzündet, und die Krankheit bildete sich vollständig aus, blieb aber durch 15 Tage lang auf das inficirte Auge beschränkt, wornach alsdann auch das andere Auge ergriffen wurde. Diesen Versuch wiederholte er öfters, und erhielt immer, bald früher bald später, dasselbe Resultat der Infection. Auch versuchte Vasanì den auf Linnen getrockneten puriformen Stoff dadurch mitzutheilen, daſs derselbe durch das Reiben des Lappens bloſs über die Augen eines Hundes herabfiel, und dennoch gelang die Ansteckung vollkommen, welches auch der Fall in einem fünften Versuche war, wo er einen jungen Hund in ein Wasser tauchte, welches die Kranken lediglich zum Ausspülen der Lappen, Behufs der Reinigung ihrer Augen, benutzt hatten. [72])

§. 93.

Noch ist hier die Frage zu erörtern: ob die in Rede stehende Augenkrankheit in unsern Gegenden nur durch das von Aegypten zu uns herübergetra-

---

[72]) Nach Omodei (am angef. Orte S. 101.) hatte Rima noch vor Vasani dieselben Experimente vorgenommen und einen Monat vor der Ankunft des letztern in Ancona bereits dem Ministerium hierüber Bericht erstattet.

gene Contagium, oder ob sie auch bei uns durch miasmatische Verhältnisse neu erzeugt werden, und dann das Contagium neu aus sich selbst entwickeln könne.

Für die Beantwortung dieser Frage muſs die geschichtliche Erörterung des ersten Vorkommens der in Rede stehenden Augenentzündung sowohl in Aegypten selbst als in Europa nothwendig von sehr wichtigem Belange seyn.

§. 94.

Die Engländer Edmonston, Vetch, Farrel etc. behaupten, daſs dieses bösartige Augenübel stets in Aegypten geherrscht habe, und ob sie gleich zugeben, daſs es sich jetzt durch Contagion fortpflanzen könne, so sind sie doch der Ueberzeugung, daſs es den Einflüssen des Clima's und der Atmosphäre nicht allein sein erstes Entstehen von den ältesten Zeiten her zu verdanken habe, und hiermit von jeher in Aegypten existirte, sondern Farrel ist auch der Meinung, daſs es unter ähnlichen atmosphärischen und miasmatischen Verhältnissen irgend anderswo sich neu erzeugen könne.

Den Aerzten der französischen Armee in Aegypten ist aber auch die Idee des Contagiums gänzlich fremd geblieben, und, wahrscheinlich befangen von dem Vorurtheile für die Richtigkeit des Urtheils ihrer Vorgänger, des Prosper Alpin, des Savary [73]), des Volney [74]), Browne [75]), Sonnini [76]) meinen sie, die Krankheits-Ursache hinreichend in den erwähnten, von je dort einwirkenden, am ägyptischen Boden klebenden Einflüssen, zu finden.

§. 95.

So wie aber nach den von den Engländern, Italienern, Schweden, Niederländern und von uns geführten Beweisen kein Zweifel mehr über die wahrhaft contagiöse Natur der jetzt herrschenden ägyptischen Augen-Entzündung übrig bleiben dürfte, eben so hat man, wirft man einen Blick in die frühere Geschichte Aegyptens, auch vollen Grund zu glauben, daſs diese Krankheit in ihrer jetzigen Form erst eine Geburt der neuern Zeit sey, und daſs sie daher in den frühesten Zeiten in Aegypten eben so wenig als irgend wo anders existirt habe.

§. 96.

Herodot, Strabo und Diodor von Sicilien loben einmüthig die treffliche Luft und

---

73) Lettres sur l'Egypte Vol. III.

74) Voyage en Syrie et en Egypte etc.

75) Nouv. voyage dans l'haute et basse Egypte etc.

76) Voyage dans l'haute et basse Egypte etc.

die Cultur des Bodens in Aegypten, dessen Einwohner sich nicht nur durch Fleiſs, gute Sitten, sondern auch durch Körper-Gesundheit höchst vortheilhaft auszeichnen [77]). Diodor, der aus eigener Erfahrung und Ansicht die Lebensweise, die Krankheiten der damaligen Aegyptier so wie auch das Clima ihres Landes beschreibt, spricht durchaus nicht von einer dort herrschenden Ophthalmie, deren er bei seiner Genauigkeit gewiſs erwähnt haben würde, wenn sie sich seiner Beobachtung dargeboten hätte. Der Umstand, daſs Cyrus den Amasis bat: ihm den vorzüglichsten Augenarzt seines Landes (Aegyptens) zuzusenden [78]), kann wohl schwerlich als Gegenbeweis betrachtet werden; aus ihm geht blos hervor, daſs bei dem damaligen hohen Range, den die Aegyptier unter den Volkern in Bezug auf wissenschaftliche Cultur überhaupt einnahmen, eben so ihre Aerzte über die anderer Nationen hervorragten, und also auch auſserhalb ihres Landes gesucht wurden. Uebrigens wird hierdurch sowohl wie aus dem historischen Factum, daſs

---

77) Nam sunt alioqui Aegyptii omnium hominum secundum Lybias, maxime salubri corpore, aeris ut mihi videtur beneficio, qui nunquam immutatur; ex hujus mutationibus praecipue existunt in hominibus morbi. Herodoti historia Lib. II.

78) Herodot am angeführten Orte Lib. III.

einige Pharaonen blind starben, freylich gewifs, dafs auch damals dort Augenkranke vorkamen; wer aber möchte den Beweis liefern, dafs sie anderer als sporadischer und ganz gewöhnlicher Natur gewesen seyn?

§. 97.

Späterhin war es bei den Römern allgemeiner Gebrauch, chronische Kranke verschiedener Art, besonders Schwindsüchtige, nach Alexandrien zu senden, um dort von dem mildern ihnen zuträglicherm Clima Nutzen zu ziehen [79]), würde man diesen nicht haben einschränken müssen, wenn ein so bösartiges contagiöses Uebel dort geherrscht hätte, oder würde nicht wenigstens an einem Orte von Vorsichtsmafsregeln gegen dasselbe die Rede seyn?

§. 64.

Nachdem vorläufig Plutarch von einem mittheilbaren Augenleiden Erwähnung gethan hat [80]), ist Galen der erste Arzt, welcher ausdrücklich behauptet, die Augenent-

---

79) Celsus de medicina. Lib. III. Cap. XXII.

80) S. Symp Lib. V. Quaest. VII. „de reliquis morbis cum maxime tum facillime ophthalmiae contagium proserpit ad una degentes; tam acrem habet vim visus afficiendi alterum.

zündung könne sich mittheilen wie die Pest. Aber es geschieht dies nur beiläufig in dem Buche *de differentia febrium* [81]), ohne ein Factum zum Belege seines Ausspruchs beizubringen, so dafs man diesem Ausspruche um so weniger Werth beilegen kann, als er in seinem Buche *de oculorum morbis* einer contagiösen Augenkrankheit mit keiner Sylbe gedenkt, in welchem man doch eine Erwähnung derselben am ersten zu erwarten berechtiget wäre, wenn sich ihm zur Beoabchtung einer solchen überhaupt je Gelegenheit dargeboten hätte. Der Stelle beim Galen haben einige Schriftsteller noch mehr Gewicht durch eine bei Rabbi Moyses (Maimonides) vorkommende beilegen wollen [82]) die mit ähnlichen Worten fast denselben Sinn ausdrückt. Indessen ist es bekannt, dafs Rabbi Moyses seine Aphorismen vollkommen aus Galens Schriften entlehnt hat, so dafs also der citirte Satz gar

---

81) Galenus, de differentia febrium. Lib. I. Cap. II. „Et quidem quod aëris pestilens status Febrem afferre consuevit, nemo sanae mentis dubitavit, sicuti et pestilenti morbo laborantium conversatio periculosa, ne inde contagium contrahatur, quemadmodum ex scabie et lippitudine".

82) Aphorismi secundum doctrinam Galeni. Partic. XXIV. „Qui primo videt ophthalmia laborantem, statim ipsi oculus conturbatur; quod si adhuc intente aspiciat, non solum conturbatur, verum etiam ophthalmiam contrahit."

nicht als eigenthümlicher Ausspruch gelten kann. Rhazes wird von den Engländern und von Omodei ebenfalls als hierher gehörig citirt, bey ihm findet sich aber durchaus nichts von einer mittheilbaren Augenkrankheit [83]).

§. 99.

Wenn also auch Galen und unter seinen Nachfolgern der einzige Rabbi Moyses von einer sich mittheilenden Augenentzündung redet, so wird doch von den Aerzten aus der Alexandrinischen und Arabischen Schule selbst (Moyses ausgenommen) nirgends einer Aegypten eigenthümlichen Augenkrankheit erwähnt. Man suche die Werke des Alexander Trallianus [84]), des Oribasius [85]), des

---

83) Liber Divisionum. Cap. XIX. de ophthalmia. — Rhazes theilt die Augenentzundungen hier nach ihren Ursachen ab. (ex multitudine sanguinis — ex bile etc.) erwahnt aber nirgends der Ansteckung.

84) De arte medica. Lib. II. Cap. I. Im 7ten Kapitel (de Carbunculis, qui in oculis excitantur) heifst es: „Quippe quum ex sanguine nimium torrefacto trahant originem, merito dolores, siderationes, et magnas inflammationes oculis inferunt, ut periculum sit, ne etiam toti excidant. Interdum vero convulsiones quoque, et deliria, propter cerebri et membranarum ejus viciniam, pariunt. Quare vacuatio per sanguinis detractionem ante omnia in hujusmodi adhibenda est" etc. Es wird hieraus gewifs, dafs Alexander Trallianus Gelegenheit gehabt hat, heftige Augenentzundungen zu beobachten, doch spricht er durchaus von keiner Uebertragung per contagium.

85) Oribasius zahlt im 3ten Buche seiner Synopsis in

Aetius [86]), des Paulus Aegineta [87]), des Mesue [88]), Serapion [89]), Janus Da-

der Abtheilung de Collyriis eine grofse Menge von Augenmibeln her, keines aber, welches dem in Rede stehenden auch nur entfernt ähnlich wäre. Eben so wenig geschieht dies im 8ten Buche, Cap. XXXVII, de Lippitudine. Cap. XXXVIII de inflammationibus oculorum. Cap. XXXIX, de doloribus oculorum. Cap. XL, de Chemosi, obgleich es doch im letztern heifst. „Quum ex vehementi inflammatione palpebrae invertuntur, ut vix contegere oculos queant, curare oportet venaesectione, medicamento purgante etc.

[86]) Aetius, Tetrabibli Sermo tertius. Sowohl im zweiten Capitel „Quot et quae affectiones circa singulas oculi partes fiunt." als auch im 5ten „De inflammatione ob plenitudinem, et chemosi oculorum" wird keiner unserer Augenentzündung ähnliche erwähnt. Am meisten nähert sich ihr Aetius noch, wenn er im 8ten Capitel sagt: „Adhibenda est venaesectio, si nihil ex saepe relatis impedierit, in dolore oculorum, in iis, quibus oculorum distentio est, et multus rubor, et ad contactum resultus, et ardor, et lacryma multa ac calida, et chemosis juxta corniformem et agnatam tunicam, ut a vehementi inflammatione palpebrae evertantur, ut vix oculos aperiant, et subrubra apparet tunica agnata, et majori tumore praedita est, et totum corpus sanguine repletum." Man sieht aber bald, dafs hier nur von einer gewöhnlichen Chemose die Rede ist.

[87]) De re medica. Lib. III. Cap. XXII. de oculorum morbis.

[88]) Medicinarum particularium Sectio I. Summa V. de aegritudinibus oculorum. Cap. III. et IV.

[89]) Tract. II. Cap. I.

mascenus[90]), Rhazes[91]), Avicenna[92]), Averrhoes[93]), Joannes Actuarius[94]), etc. durch und man wird finden, daſs immer nur von Augenübeln die Rede ist, wie sie zu allen Zeiten und bei allen Völkern vorgekommen sind und auch später hin noch vorkommen werden.

§. 100.

Wenn nun also aus dem bisher Gesagten zur Genüge hervorgeht, daſs alle von den äl-

---

90) Decapolitani, summae inter Arabes auctoritatis medici, etc. Lib. IV. Cap I. et sq.

91) Am angeführten Orte. Lib. Divisionum. Cap. XIX.

92) Avicenna. Canon. Lib. III. Fen tertia handelt in IV. Tractatus „de dispositionibus oculorum." Das 6te Capitel des Tractatus primus verbreitet sich ganz besonders über die Ursachen und die Species der Ophthalmie, aber nirgens wird eines Contagiums oder überhaupt nur einer mittheilbaren Augenentzündung erwähnt, obgleich Avicenna sich weitläuftig in die Untersuchung der Wirkung einer M. frigida, in die Bestimmung der Einwirkung der verschiedenen Jahreszeiten beim Entstehen der Augenentzündungen einläſst, und sogar eine periodische Ophthalmie beschreibt. Eben so wenig ist in den übrigen Capiteln desselben Tractatus die Rede von einer contagiösen Krankheit. Die übrigen 3 Tractatus der Fen tertia handeln von Nachkrankheiten der Entzündung und liefern noch weniger Beiträge zur Auffindung einer Spur unsers Uebels.

93) De re medica. Sect. III.

94) Medicus, sive de methodo medendi. Lib. IV. Cap. XI. de affectibus oculi. Lib. VI. Cap. V. de affectionibus oculorum.

tern griechischen und arabischen Aerzten beschriebenen Augenentzündungen von der jetzt herrschenden aegyptischen sehr verschieden waren, in sofern keiner von ihnen solcher Symptome im Zusammenhange erwähnt, wie wir sie bei dieser bemerkt haben, keiner auf ein Factum von durch Contagion fortgepflanzten Augenentzündungen hinweiset; so sind wir berechtiget hieraus zu schliefsen, dafs ihnen die in Rede stehende Krankheit unbekannt gewesen sey, und das um so sicherer, als mehrere von ihnen höchst genaue Beobachter waren.

§. 101.

Im 16ten Jahrhundert endlich erscheint Prosper Alpin als der erste, der in Aegypten selbst dieses Uebel beobachtet, und alsdann ausführlicher beschrieben hat [95]), wenn gleich

---

[95]) Prosperi Alpini, de medicina Aegyptiorum. Lugd Batav. 1718. Cap. VII. Lib. I. pag. 22. „Memini et enim ego dum Cayri olim moram facerem, iis utique tribus mensibus me ventos calidissimos, molestissimosque sentiisse. cum arenarum inflammatarum magna copia, qua aër ita obscurabatur, ut sol neutiquam videri posset. Illoque etiam tempore quam plurimos vagasse epidemicos, atque lethales morbos, maximeque oculorum lippitudines, quas Graeci ophthalmias appellant." — — —
— — „Pulvis illa vel arena copiosa ventis tum asportata, tum ex solo Aegypti ventis arrepta, atque per aerem

seine Meinung über die Ursache und das Wesen der Krankheit wenig Rücksicht verdient.

Ob nun die zu Prosper Alpins Zeiten grassirende Krankheit kurz vor seiner Anwesenheit in Aegypten entstanden, oder ob sie schon ein oder mehrere Jahrhunderte dort bekannt gewesen war, kann nicht mit Gewiſsheit entschieden werden, da die wenigen Schriftsteller jener Zeitperiode hierüber schweigen. Wahrscheinlich bestand sie indessen nicht sehr lange vor ihm, da man sonst in der Geschichte der Kreuzzüge nothwendig bestimmtere Spuren von ihr auffinden müſste, und somit dürfte wohl der Zeitpunkt ihres ersten Erscheinens

---

agitata non minus quam aër suo calore, corpora laedit atque offendit oculosque maxime, quos mordet et inflammat"

und an einem andern Orte. Cap. XIV. pag. 52.

„Hyeme oculorum lippitudines ibi multae vagantur. Plurimasque Cayri easdemque per omnia anni tempora homines invadere ob nitrosum pulverem, qui continue oculos habitantium mordicat, et calefacit, observatur, longe maximeque in aestatis prima parte, quo tempore calor ambientis aëris summe calidi oculos inflammat, taliumque morborum numerum auget. Sparsim vero urbemtoto anno hae oculorum inflammationes vagantur; atque epidemicae plurimae in prima aestatis parte calidissima inaequalissimaque ob vehementissimorum meridionalium ventorum calorem, atque inflammatorum arenarum copiam, quae ab iisdem ventis asportantur. Eo enim anni tempore e centum hominibus quinquaginta saltem lippientes observantur."

in die Periode nach der Besitznahme des Landes durch die Nachfolger Mahomets fallen.

§. 102.

Um diese Zeit fangen nun mehrere Schriftsteller theils kurz vor, theils nach Prosper Alpin, von mittheilbaren und contagiosen Augenentzundungen zu sprechen an, und unter diesen zeichnen sich vorzüglich folgende aus, als Faventinus [96]), Jacob Sylvius [97]), Hieronymus Mercurialis [98]), Petrus Forestus [99]), Fabricius Hildanus

[96]) Prax. T. I. Sect. II. Cap. 2. „ab oculis lippientibus quid putridum expirare, quod aerem circumfusum eadem qualitate inficit, qui aer ab oculis intuentibus receptus eosdem contagiosa lippitudine afficit."

[97]) Sylvii opera omnia Coment. in libr. prior. Galen. de diff. Febr. Cap. III.

„Ophthalmia contagiosa propter spiritum visorium foras emissum: ut ostendunt menstruantes mulieres specula inficientes, et corruptum a spiritu ophthalmico, ob id eminus et parum diu, et per conspicilia et oculis aqua frigida lotis aspiciunt" etc.

[98]) Prax. Libr. I. Cap. XXXVIII.

„Ophthalmiam ideo esse contagiosam, quia Spiritus oculi affecti contaminati sunt; qui cum tangunt oculos sanos inficiunt ipsos."

[99]) De morbis oculorum et palpebrarum Lib. XI. Obs. IV. „Anno 1565 tribus integris mensibus nempe Octobri, Novembri et Decembri, cum constitutio austrina permansisset, multae inflammationes oculorum cum rubedine et

nus [100]), Baricellus [1]), Vopiscus Fortunatus Plempius [2]), Diemerbroek [3]),

---

ophthalmiae non verae populariter grassatae sunt, et palpebrarum pruritus, adeo ut integras familias instar morborum epidemicorum occuparent; quibusdam vero et acres, cum lacrymis urentibus et dolore, et plurimis hae affectiones diuturnae admodum erant ... erat autem haec ophthalmia quasi contagiosa, ut si quis ophthalmicos istos intueretur mox eodem malo corriperetur.

100) Hildani opera omnia in Libell. de Dyssent. Cap. XXI. „Idem enim iis accidit, qui oculos ophthalmia laborantium aspiciunt, nam eorum oculi statim quoque inficiuntur."

1) Baricelli, Hortulus genialis. pag. 203. „Multa observatione animadverti ophthalmiam sive lippitudinis morbum, quandoque contagiosum esse, et solo perinde aspectu ab hominibus contrahi."

2) Plempii ophthalmographia, Lovanii 1648. pag. 192, „Galenus ophthalmiam dicit contagiosam esse. Quod et sine Galeno quilibet experientia discere potest. Ejus tamen causam dicere non adeo facile est: ophthalmia enim inflammatio est at inflammatio contagione non accipitur etc."

3) Isbrandi de Diemenbroeck Observationes et curationes medicae centum. Obs. LV.

„Uxor capitanei Junii, mense Aprili magna oculorum inflammatione laborabat cum dolore. Biduo post etiam duae ejusdem ancillae et famulus simili ophthalmia affecti sunt, eamque se ab aspectu Dominae suae contraxisse dicebant etc. — Die Krankheit wurde schon innerhalb drei Tagen geheilt, was schon jeder Aehnlichkeit mit unserer Ophthalmie widerspricht. Aber Diemenbroeck fügt nun in der Annotation selbst hinzu:

„De hujus contagii natura plerique Medici tacuerunt, cum ejusdem descriptionem difficilem fore, animadverte-

Daniel Sennert [4]), Wedel [5]), Boer-

rant, atque ex quinquaginta vix unum invenias qui hanc rem solidius examinare voluerit; qui vero eandem tractant, illius opinionis fuisse videntur, quod ex oculo affecto vapores, vel spiritus quidam corrupti exeant, qui ad sanos oculos delati eosdem inficiunt."

Indem er nun mehrere dieser Schriftsteller citirt (denen man hier füglich einige neuere hinzufügen könnte, die den so wahren vor etwa 150 Jahren schon geäusserten Ausspruch durchaus nicht beachtet, vielleicht gar nicht einmal gekannt haben, wie z. B. Vetch, der geradezu behauptet, die Geschichte der ägyptischen Augenentzündung im Aetius Paulus Aegineta, Alexander Trallianus im Avicenna und Albucasis schon deutlich aufgezeichnet zu finden), und ihnen Gründe entgegen zu stellen gesucht hat, fährt er fort:

„His curiosius perpensis, satis animadverti lippitudinem nullo modo per contagium communicari posse, sed interdum contrahi propter humorum et spirituum oculi sani conturbationem etc."

und weiterhin:

„Concludimus igitur ophthalmiae non adesse ullum contagium. Quod si quispiam ophthalmias epidemicas nobis objiciat, dicimus illarum propagationem non fieri propter aliquod contagium ex affectis oculis exiens, sed propter commune aeris vel diaetae vitium."

4) Daniel Sennert, practicae Medicinae Lib. I. Part III. Sect. II. Cap. XII.

„Est quoque contagiosa Ophthalmia quaedam, Galeno teste (de diff. febr. Cap. II.) Sparsa enim obtutu oculorum semina contagionis putridae, ob naturae cognationem spiritus humoresque oculorum sanorum simili labe inficiunt ac contaminant."

5) G. W. Wedelius, Dissertatio de ophthalmia. Jenae 1684 resp. Rehne. §. 23. pag. 12.

have [6]) und Lanzoni [7]. Wenn man nun aber auch diesen Schriftstellern, selbst in dem Falle, daſs man ihren Darstellungen die höchste Glaubwürdigkeit zugestehen will, die Beobachtungen contagiöser Augenkrankheiten nicht ganz absprechen kann, so hatten doch die von ihnen wahrgenommenen Augenentzündungen mit unserer Ophthalmie wenig oder gar nichts gemein, und es ist daher mehr als höchst wahrscheinlich, daſs ihnen die ägyptische Augenentzündung in der Form, wie sie in ihrer Heimath und gegenwärtig auch bei uns in Europa herrscht, ganz unbekannt gewesen ist, wenigstens daſs sie selbst nicht Gelegenheit hatten, sie zu beobachten.

---

6) Praelect. academic. de Sympath. T. I. pag. 207. „Si quis subito videat hominem, cujus limbi pulpebrarum sunt inflammati, coccineo colore fulgentes, et oculi simul tales sunt, et lacrymae inde distillant, ejus oculi etiam inde laeduntur."

7) Acta naturae curiosorum. Vol. I. Obs. XXXXI. pag. 87. „Lippitudinem solo intuitu contrahi posse scripsit Baptista Codronchius, de morbis venef. Lib. II. Cap. 2., quod idem ego (Lanzoni) pluries observavi et praesertim anno 1722, dum maligna quaedam influentia ophthalmiarum hic Ferrariae oborta fuit, ita ut ex uno tantum, qui lippitudine laboraret, ejus tota familia brevi ophthalmica facta fuerit, imo non tantum familiares et cives, sed extraneos etiam ac hospites affecerat, ut perigrinos per solam noctem in hospitio morantes, saepe invaserit, et qui sanus venerat, lippus discesserit."

§. 103.

Setzt man nun seine Forschungen in der Geschichte der neuern Medizin noch weiter fort, so verlieren sich vollends alle altern Spuren eines auch nur sporadisch vorgekommenen contagiösen Augenübels; ja nicht einmal von bloſs epidemisch herrschenden Augenkrankheiten, von denen wir doch in den ältesten und spätern Zeiten, und zwar schon beim Hippocrates [8]), dann bei F. Hoffmann [9]), J. A. Reimanus [10]), Huxham [11]), Valentinus [12]) und mehreren andern Andeutungen genug finden, ist späterhin mehr die Rede; daher auch in allen nosologischen Systemen und Classificationen der neuern, selbst der vorzüglichsten Schriftsteller über die Augenkrankheiten, die contagiösen und epidemisch herrschenden Augenentzündungen keinen Platz gefunden haben und ganz mit Stillschweigen übergangen wurden, bis man endlich in der jüngsten Zeit, und zwar erst nach

[8]) Sect. III. Aphor. 11, 12, 13, 14, 16, 21. — de aëribus, aquis et locis liber Cap. VI. de morbis tempestatum anni etc. Epidem. Lib. I.

[9]) Thes. path. §. 4.

[10]) Annal. Vratislav. Tent. 11. A. 1720. Mart. §. 4. p. 298

[11]) Opera omnia. Tom. I. pag. 202, 207, 216, 241.

[12]) Miscel. nat. curios. Dec. II. Ann. III. Obs. 86.

der Expedition nach Aegypten, Augenentzündungen wie sie daselbst einheimisch sind, obgleich in ihrer wahren Natur häufig verkannt, doch der Form nach wieder beschrieben findet.

§. 104.

Faſst man nun dieses alles gehörig zusammen, so ergeben sich aus der vorstehenden Untersuchung über das erste Vorkommen der Krankheit sowohl in Aegypten als in Europa folgende Resultate:

1) Die ägyptische Augenentzündung hat in Aegypten keineswegs von jeher existirt, sondern sie ist ein Produkt späterer Zeit, das auf ähnliche Weise, wie etwa das Blattern-, oder das Lustseuchen-Contagium entstanden und in Aegypten zuerst seinen Heerd gefunden hat.

2) Prosper Alpin beobachtete die Krankheit in ihrem Vaterlande, und beschrieb sie zuerst. Kurz vor ihm und nach ihm erwähnen mehrere Schriftsteller eines contagiösen Augenübels in Europa, aber es bleibt zweifelhaft, ob dies auch dasselbe, von Prosper Alpin in Aegypten beobachtete, war.

3) Erst nach der Expedition nach Aegypten, folglich erst nach statt gefundener näherer Gemeinschaft europaischer Truppen mit den

Einwohnern jenes Landes zeigte sich die Krankheit in Europa ganz in der Form, wie sie in Aegypten selbst existirt, und zwar anfänglich nur sporadisch, bis sie endlich auch hier zur verheerenden Epidemie ausartete.

§. 105.

In dieser geschichtlichen Nachweisung findet nun die Annahme, daſs die Krankheit ursprünglich in Aegypten entstanden, und nur durch Uebertragung des Contagiums nach Europa verpflanzt worden sey, eben so ihre Bestatigung, wie die Behauptung der Engländer und Franzosen, daſs sie von jeher in Aegypten existirte, ihr Daseyn den von je dort einwirkenden climatischen Einflussen zu verdanken habe, wohl auch bei uns ursprünglich durch miasmatische und atmosphärische Verhältnisse neu erzeugt werden könne, ihre Widerlegung.

§. 106.

Aegypten also ist das Vaterland dieser Augenentzundung. Gewisse Anzeigen daruber, an welchem Orte, in welchem Jahre — oder auch selbst in welchem Jahrhunderte — das Uebel dort zum ersten Male erschienen sey, findet man nirgends in den Schriftstellern angedeutet. Auch sind wir unvermögend, nachzuweisen, wie und durch welches eigenthümliche Zusammentreffen von Umständen dieses Contagium zuerst entstanden sey. Wir wissen dies eben so wenig, als wir über alle andere Contagien die Entstehung derselben und ihr erstes Erscheinen in bestimmten Ländern nachzuweisen und noch weniger die Epochen zu bestimmen im Stande sind, in welcher sie nicht existirt haben. Mir ist es indeſs wahrscheinlich, daſs dieses Augenübel eine durch Begünstigung climatischer und sonstiger Verhältnisse zu Stande gekommene Metamorphose der ursprünglichen Syphilis sey. Die Zeit seines wahrscheinlichen ersten Erscheinens in Aegypten, seine contagiöse Natur, die Aehnlichkeit der Form mit der gonorrhoischen Augenentzündung und manche andere Umstände sprechen für diese Annahme, die ich indessen für weiter nichts als für eine bloſse Vermuthung ausgebe.

§. 107.

Ehe ich jedoch diese Untersuchung schlieſse, will ich noch dem Einwurfe, „daſs eben darum, weil in Aegypten die Krankheit nicht von jeher existirte, sondern erst später durch Veränderung des Climas, der Sitten der Einwohner und andere hinzugekommene Umstände sich neu erzeugt hat, dieselbe sich um so sicherer auch in Europa durch ein ähnliches Zusammentreffen cosmischer und localer Verhältnisse aus sich selbst entwickeln könne" zu begegnen suchen. Zwar gewinnt diese Annahme durch die auffallenden Veränderungen der bei uns in den letzten Jahren beobachteten Witterungs-Constitution, durch die neue Art Krieg zu führen, durch die Einführung der Bivouacs etc. einen Anstrich von Wahrscheinlichkeit; und die Vertheidiger der Meinung, daſs die Krankheit unter ähnlichen schädlichen Einflüssen, wie sie das Clima Aegyptens und die Sitten der Einwohner darbieten, sich auch bei uns entwickeln könne, nehmen diese Umstände vorzüglich in Anspruch; allein weder die eine noch die andere diesfalls angeschuldigte Ursache kann als ein hinreichender Grund der Erscheinung dieser Augenentzündung in der jüngst verflossenen Zeit angesehen werden. Zu allen Zeiten, unter allen Himmelsstrichen und unter dem Einflusse jeder Witterungs-Constitution wurden Kriege geführt; die Leute schliefen wie heute noch, und, wie es im Kriege immer geschieht, bald auf Betten bald auf Stroh, bald wieder auf der bloſsen feuchten Erde; man gab ihnen dabei, wie dies vorzüglich im siebenjährigen Kriege der Fall war, und was heut zu Tage der Fall nicht mehr ist, eine kaum die Blöſse bedeckende Kleidung, und lieſs sie in jeder andern Beziehung weit mehr als heut zu Tage darben, und an allem, was zur Erhaltung der Gesundheit gehört, Noth leiden. Diesen schädlichen Einflüssen ausgesetzt, wurden sie zwar häufig krank, wie sie es heute noch werden und wohl immer werden werden, aber Augenentzündungen, wie sie in den letzten Kriegsjahren in den Armeen beobachtet wurden und wie sie unter denselben Truppen fortan im Frieden und entfernt von allen diesen schädlichen Einflüssen noch herrschen, hatte man früher nie beobachtet.

§. 108

Auch der Einwurf, daſs man auſser Stande sey, den Gang der Ansteckung von Aegypten aus bis zu den einzelnen in unsern Regimentern beobachteten Fällen auf sicherer Spur Schritt vor Schritt zu verfolgen, kann keineswegs die Meinung, daſs das Uebel lediglich von dort her durch Contagion übertragen worden sey, entkräften. Denn auch bei mehreren andern Krankheiten, von denen es doch allgemein anerkannt ist, daſs sie nur durch ein specifisches Contagium erzeugt werden, z. B. den Pocken, Scharlach, Masern, der Syphilis etc., dürfte man auf manche Lücke stoſsen, wenn man die fortgesetzte Infection bis auf jeden einzelnen Fall so ganz strenge nachweisen sollte. Ueberdies kommen aber hier noch manche andere Umstände in Betracht.

§. 109.

Die Erscheinungen der Contagien zeigen viel Analogie mit denen organischer Wesen. Aus einem auf fruchtbaren Boden ausgestreuten Samen spriefst das Contagium hervor, entwickelt sich in mannichfachen Produktionen zu einer Blüte, und erzeugt, bevor es sein Daseyn beschliefst, ein Individuum derselben Art, das es zur fernern Fortpflanzung der Gattung zurückläfst. In jedem Himmelstriche bildete die schaffende Kraft der Natur in den verschiedenen grofsen Entwickelungs-Perioden unserer Erde gewisse Thier- und Pflanzen-Gattungen, die ursprünglich nur ihm angehoren, nur in ihm erzeugt werden konnten, in ihm ihre eigentliche Heimath anerkennen, zwar auch wohl in fremden Himmelstrichen gedeihen und sich reproduciren, doch nur dann, wenn sie von ihrem ursprünglichen Vaterlande dorthin verpflanzt wurden. Eben so gibt es aufser denjenigen Krankheiten, die in allgemeinen uberall durchgreifenden cosmischen Verhaltnissen oder in der Entwickelung des Menschen selbst begründet und mehr oder weniger uberall dieselben sind, auch einzelne specifike contagiose Krankheitsformen, die, wie jene Authochtonen unter den Thieren und Pflanzen, an einen bestimmten Himmelsstrich gebunden sind, nur in ihm erzeugt werden konnten, und entweder gar niemals über diesen hinausgehen, oder wenigstens nur durch Verpflanzung in andere übertragen, dort bestehen können. Man vergleiche nur das Clima Aegyptens und Deutschlands und Norwegens. So wenig die Erzeugnisse des wärmern Amerikas, die durch den Golf-Strom von Mexiko nach Norwegen geführt, in diesem Lande sich finden [13]) jemals in ihm selbst entstehen konnten, so wenig mag wohl die ägyptische Augenentzündung, was doch die jetzt herrschende Augenkrankheit offenbar ist, in unsern Gegenden, auf dem von uns bewohnten Himmelskörper sich jemals *neu* produsiren können.

§. 110.

Eine grofse Bestätigung dieser a priorischen Sätze erhalten wir durch die Erfahrung in dem völligen Aufhören dieser Augenentzündung in manchen Staaten und Heeren, wie z. B. in Oesterreich, Italien etc., wo sie früher

---

13) Treviranus T. III. p. 196.

eben so herrschte als gegenwärtig in der Königl. preußsischen Armee. Wie wäre dies aber möglich gewesen, und wie könnte die Krankheit irgend wo förmlich je wieder aussterben, wenn miasmatische Verhältnisse sie, wie durch eine Generatio aequivoca, immer von neuem zu erzeugen vermochten, und sie nicht vielmehr zu ihrer immer erneuerten Wiedergeburt des Vorhandenseyns eines von Individuen derselben Art gezeugten Keimes, der Einwirkung eines specifischen Contagiums, bedürfte? Wie wäre es ferner möglich, daſs die Krankheit sich gröſstentheils und in den meisten Gegenden ausschluſsweise nur auf die Heere, oft nur auf einzelne Regimenter ganzer Garnisonen, ja manches Mal nur auf einzelne Compagnien derselben Bataillone und Regimenter beschränken, den Bürger und Landmann und alle übrigen Waffengenossen verschonen könnte, wenn allgemeine miasmatische Verhältnisse, Ueberschwemmungen, eigene Luft- und Witterungs-Constitutionen oder sonstige climatische Einflüsse, deren Einwirkung alle Einwohner einer einzelnen Provinz, einer Gegend, oder eines Orts gleichmäſsig ausgesetzt sind, die Krankheit für sich allein zu erzeugen im Stande wären, und diese nicht das Product eines eigenthümlichen von Individuum zu Individuum sich fortpflanzenden Contagiums wäre?

§. 111.

Wenn übrigens mehrere unserer ophthalmologischen und mitunter würdigsten Schriftsteller in dieser Augenentzündung durchaus nichts eigenes, nichts specifikes, nichts von fremden Himmelsstrichen her übertragenes anerkennen wollen, sondern vielmehr behaupten, daſs diese Augenentzündung nichts anders als eine gewöhnliche catarrhöse oder eine idiopathische Augenliederdrüsen-Entzündung sey, die blos durch Vernachläſsigung oder schlechte Behandlung in eine Blennorrhoe ausartet [14]), und deshalb so häufig einen schlimmen Ausgang nimmt, so kann ich diesem Ausspruche auf keinen Fall beitreten. Einmal, weil es wirklich nicht soviel von der Behandlung als von der Intensität des Uebels, der eigenen Disposition und von ganz andern Bedingnissen abhängt, ob das Uebel in eine ächte Blennorrhoe übergehen, ob es einen gemäſsigten oder rapiden Verlauf, einen günstigen oder ungünstigen Ausgang nehmen soll, oder nicht, und weil ich unter der aller schlechtesten Behandlung Leute zu Hunderten habe genesen und im Gegentheile unter der zweckmäſsigsten, unaufhaltbar erblinden sehen [15]);

---

14) Beer, Lehre von den Augenkrankheiten. Wien 1813 I. Theil S. 524. Baltz die Augenentzündung unter den Truppen in den Kriegsjahren 1813 bis 1815, Berlin 1816.

15) Ich will hiermit keineswegs behaupten, daſs es in Be-

zweitens, weil die Krankheit wirklich durch ihre Phänomene auf eine von der der gewöhnlichen catarrhalischen oder sonstigen Augenliederdrüsen-Entzündung specifisch verschiedene eigenthümliche Natur hindeutet, die sie Jedermann nachweifst, der nur Gelegenheit und selbst Augen dazu hat, sie oft genug in allen ihren Graden und Stadien in der Natur selbst zu beobachten, und sich nicht damit begnügt, sie blofs aus unvollständigen Beschreibungen kennen zu lernen.

§. 112.

Man kann mir indessen und vielleicht mit Recht einwenden, dafs meine Beschreibung, die ich von der Krankheit gebe, von den Beobachtungen und Schilderungen anderer Aerzte und Schriftsteller wesentlich abweiche, dafs in diesen Schilderungen jene unterscheidenden

---

zug auf den Erfolg ganz gleichgültig sey, wie das Uebel in seinen verschiedenen Graden und Stadien behandelt werde, sondern blos damit andeuten, dafs es nur in den seltensten Fällen in der Macht des Arztes stehe, bei diesem Augenübel den Verlauf und Ausgang zu bestimmen. Es gibt wohl keine Heilmethode, die im preufsischen Heere nicht schon versucht worden wäre. Die trockene und feuchte, die warme und kalte, die reitzende und besänftigende, die schwächende und stärkende, die zu- und ableitende, kurz jede Behandlung war nicht einmal, sondern mehrmals an der Tagesordnung, und bei keiner war der Erfolg ganz unglücklich, aber auch bei keiner ganz glücklich.

Merkmale, die ich (§. 49.) aufstellte, und wodurch sich diese Augenentzündung als eine eigene charakterisirt, ganz fehlen; daſs mithin die Mainzer Epidemie bloſs eine in ihrem Verlaufe eigends modificirte, übrigens aber ihrer Natur nach gewöhnliche catarrhalische Augenentzündung war, von der ich hiermit bloſs eine Varietät schilderte, während ich eine eigene Species zu beschreiben gedachte. — Hierzu käme nun noch der Umstand, daſs es wirklich sporadisch herrschende Blennorrhoen gibt, die beinahe alle Attribute mit der von mir und von andern geschilderten Augenentzündung im dritten Grade gemein haben, ja daſs sogar auch diese Blennorrhoen, die man jetzt allenthalben leider genug beobachten kann, contagiöser Natur seyn, daſs sie, wenigstens durch unmittelbare Uebertragung des ausflieſsenden puriformen Stoffes (was ich nicht läugnen kann und selbst erfahren habe), von Auge zu Auge fortgepflanzt werden können, und daſs somit alle Eigenthümlichkeit wegfällt, die ich derjenigen Augenentzündung, die ich die ägyptische nenne, beilege. — Dann glaube aber auch ich, theils einerseits gestützt auf die vielen Beobachtungen, die ich anzustellen die günstigste Gelegenheit hatte, und wobei ich auf das Auffinden richtiger diagnostischer Merkmale stets meine vorzüglichste

Aufmerksamkeit richtete, in jene Beschreibungen, in sofern sie sich auf diese bestimmte Krankheitsform beziehen sollen, Misstrauen setzen zu müssen, theils andererseits fragen zu dürfen, ob diese sporadisch vorkommenden Fälle, die mit unserer epidemisch herrschenden Augenentzündung eine so täuschende Aehnlichkeit haben, vielleicht nicht bereits als einzelne Falle unter die von mir als solche aufgestellte eigenthümliche Species zu subsummiren sind. Mir ist es wenigstens höchst wahrscheinlich, dass die in Europa seit anderthalb Decennien so häufig in der Praxis vorgekommenen Blepharoblennorrhoen und Ophthalmoblennorrhoen, die man in specie die catarrhösen zu nennen pflegt, bloſse Producte des aus Aegypten herüber gebrachten Contagiums sind, dessen Daseyn man nur noch nicht ahnete, und auf welches man erst durch die weitere epidemische Verbreitung der Krankheit aufmerksam wurde.

Man vergleiche doch nur die ältern und neuesten ophthalmologischen Werke, und das, was ich in Bezug auf die Geschichte dieser Krankheit §. 94 — 109. bereits vorgetragen habe, und man wird meine Ansicht gegründet finden. Erst nach dem Feldzuge in Aegypten erscheint diese eigenthümliche Augenentzündung als eine in Europa beobachtete Augen-

krank-

krankheitsform in den Schriften unserer Ophthalmologen. Alle ältern selbst die besten arabischen, griechischen, deutschen, englischen, französischen und italienischen Schriftsteller schweigen durchaus von ihr, denn das was sie unter Lippitudo schildern, ist ganz etwas anders, als was wir heut zu Tage Blennorrhoe nennen. Aufser der gonorrhoischen Augenentzündung und der Entzündung der Neugebornen, die sie uns so vollständig beschreiben, als wir sie heut zu Tage zu schildern nur immer vermögen, scheinen ihnen alle übrigen Blennorrhoeen des Auges, alle Uebergänge von gewöhnlichen Augenentzündungen in diese zerstörende Form, von denen die heuttagigen ophthalmologischen Schriftsteller uns so viel zu erzählen wissen, ganz unbekannt gewesen zu seyn.

§. 113.

So läfst es sich denn auch erklären, wie Larrey, trotz allen ältern historischen Nachrichten, die wir über die in Aegypten endemisch herrschende Augenentzündung haben, von ihr, wie von einer nie gesehenen, in Europa nie beobachteten Krankheitsform sprechen kann; wie die englischen und italienischen Aerzte, denen man doch auch nicht alle Beobachtungsgabe und alle frühere heimatliche Praxis im Gebiete der Augenheilkunde geradezu absprechen kann, dasselbe behaupten können und wie es endlich zugehe, dafs vor der Landung europäischer Truppen in Aegypten kein Arzt der neuern Zeit von einer epidemisch herrschenden Augenentzündung in den Heeren spricht — oder in allen frühern Feldzügen etwas ähnliches beobachtet hat.

Der Umstand, dafs die Aerzte des 16ten und 17ten Jahrhunderts schon contagiöse Augenentzündungen beobachtet hatten (§. 102.) kann hier nicht in Betracht kommen, da diese Augenentzündungen nichts Charakteristisches mit unserm heuttagigen Augenübel gemein hatten und nur sporadisch, nicht epidemisch, vorkamen. Ware es aber auch wirklich geschichtlich nachzuweisen, dafs es dieselbe contagiose Augenentzündung gewesen ist, von der die Aerzte des 16ten und 17ten Jahrhunderts reden, so würde dies nur den Beweis liefern, dafs eben so, wie einstens die Pest häufig genug aus dem Morgenlande heruber gebracht wurde, dies auch schon damals der Fall mit dem in denselben Gegenden einheimischen ophthalmischen Contagium gewesen seyn müfste, dasselbe aber bei uns eben so wie die Pest wieder ausgestorben sey, bis es in der neuesten Zeit durch die ägyptische Expedition neuerdings wieder herüber gebracht worden ist.

§. 114.

Es sollte mir übrigens nicht schwer fallen, wenn ich nicht besorgen müſste zu weit von meinem Gegenstande abzukommen, auch nachweisen zu können, daſs die Augenärzte unseres Zeitalters gerade in jenen Ländern, in welche die ägyptische Ophthalmie durch die Heere zuerst wieder eingeführt wurde, auch zuerst und am frequentesten diese eigenthümlichen sogenannten catarrhalischen Blennorrhoeen in der Privat- und Spital-Praxis zu beobachten Gelegenheit hatten; weit später die Aerzte jener Länder, denen durch das Schicksal Europens das Contagium durch die Heere später zugeführt wurde, und daſs es endlich heute noch Länder und einzelne Provinzen gebe, die von diesem Contagium noch ganz verschont geblieben sind; und in denen sporadisch vorkommende Falle solcher für gemein gehaltener Blennorrhoeen zu den bisher daselbst noch nicht beobachteten Krankheitsformen gehören. Ich begnüge mich indessen, meine Ansicht im Allgemeinen hierüber ausgesprochen, den dagegen gemachten Einwendungen anderer Schriftsteller vorläufig begegnet und die Gründe angeführt zu haben, die mich zu der Annahme bestimmen, „diese Augenkrankheit könne bei uns durch das aus Aegypten herübergetragene Contagium, nicht aber durch einheimische miasmatische Verhältnisse neu erzeugt werden."

Erörterung der Disposition.

§. 115.

Jede Ansteckung ist das Product aus zweien Factoren, dem Contagio und der Empfänglichkeit des anzusteckenden Individuums, der eigentlichen Disposition. Sie ist es also, die noch zu erörtern übrig bleibt. Ueber ihr Wesen schweige ich. Näher liegt es uns, die Umstände zu erforschen, welche ihre Entwickelung begünstigen und in dieser Hinsicht gibt es fast keine Schädlichkeit, die nicht schon irgend einmal als Ursache der in Rede stehenden Augenkrankheit angeklagt worden wäre, und wenn mir auch keine derselben unwichtig scheint, so glaube ich doch, dafs die Beziehung derselben zu der zu erzeugenden Krankheit eine andere sey. Alle diese angeführten Schädlichkeiten produciren nämlich nicht die Krankheit selbst, sondern sie begünstigen nur mehr oder weniger die Reizempfänglichkeit für das Contagium, die Disposition zu seiner Entwicklung oder sind überhaupt seiner Verbreitung günstig.

§. 116.

Nach dieser allgemeinen Erörterung will ich versuchen, diejenigen Momente anzugeben, welche vorzüglich im preufsischen Heere als die Disposition zu dieser Krankheit hervorrufend und die vorhandene steigernd, oder die Verbreitung derselben überhaupt begründend, zu betrachten sind.

Zur Cathegorie der erstern gehören vorzugsweise folgende:

Eine, dem ins Militair tretenden Landmanne ganz heterogene ungewohnte Lebensweise, die um so nachtheiliger auf ihn einwirken mufs, als er jung und meist in der Entwickelungs-Periode dem väterlichen Hause entnommen und dem Militair einverleibt wird. Wenn er früher an eine geregelte Diät, an eine gleichmäfsige Theilung seiner Zeit zwischen Arbeit und Ruhe und eine bequeme vor den Einflüssen des Wetters schützende Kleidung gewohnt war, so tritt jetzt bei seinem Uebergange zum Soldatenstande von allen dem gerade das Gegentheil ein. Diese ungewohnten Verhältnisse müssen um so schädlicher auf ihn einwirken, und ihn um so empfänglicher für jede Krankheit machen, wenn er gleich nach seinem Eintritte in den neuen Stand mit einer Menge Mühseligkeiten zu kämpfen hat, die ihm früher ganz fremd waren, und wie dies so häufig der Fall im Kriege ist, oder wenn er, sey es auch im Frieden, seine früher gewohnte bequemere Lebensweise mit dem Soldatenstande in einer Jahreszeit vertauscht, in welcher er aufser den körperlichen Anstrengungen, die sein neuer Stand von ihm fordert, auch zugleich den nachtheiligen Einflüssen einer kalten, feuchten, regnichten oder sonstigen schädlichen Witterung Preis gegeben wird.

In letzterer Hinsicht mufs ich daher das im preufsischen Heere übliche Einstellen der Rekruten im Winter als eine Einrichtung ansehen, die zu Entwickelungen von Krankheiten auch das ihrige contribuirt. Daher kömmt's denn aber auch, dafs vorzüglich die eintretenden Rekruten von dieser Augenkrankheit befallen werden, wie sich dies auch bei der in Mainz beobachteten Epidemie auf eine ganz auffallende Weise nachgewiesen hat.

§. 117.

In Bezug auf die eben angedeuteten Schädlichkeiten will ich nur einige hierher gehörige herausheben, als: Die Strapazen auf Märschen, besonders Eilmärschen, wobei der Soldat allen Einwirkungen eines plötzlichen Temperatur-Wechsels Preis gegeben wird, z. B. wenn bei grofsen Colonnen-Märschen die Bewegung der Truppen durch einen Zufall stockt, zur Erholung angehalten wird, oder die Truppen vor jeder Stadt, jedem Marktflecken oder sonstigen Garnison-Orte sich entkleiden, in Parade setzen und nach dem Durchmarsche jenseits des Orts wieder umkleiden müssen, oder wenn endlich der Soldat ganz erhitzt auf dem Bivouac-Platze ankommt, es daselbst an Holz und Stroh gebricht und er sich ermattet auf den feuchten Boden hinstreckt. [16])

Außerdem kommen hierbei noch in Anschlag der Staub, namentlich auf Märschen bei einem an Kalk- und Salztheilen reichen Boden; anhaltendes Regenwetter und Schneegestöber, und das Durchnässen aller Kleidungsstücke, besonders der Fußbekleidung beim Passiren überschwemmter, sumpfiger und mit Schnee bedeckter Gegenden und bei der nicht gleichzeitig gegebenen Gelegenheit, die durchnäßten Kleider wieder zu trocknen oder sie wechseln zu können. Ferner die Erschöpfung, die unordentliche ungewohnte Diät, Mangel an guter Verpflegung, mancherlei Gemüthsbewegungen, ungewohnte climatisch Verhältnisse, der Rauch

[16]) Larrey schreibt das weitere Umsichgreifen der Augenentzündung unter den französischen Truppen in Aegypten in den Jahren 1798, 1799 und 1801 den angestrengten Märschen bei großer Sonnenhitze am Tage und den Bivouacs in den darauf folgenden kalten und feuchten Nächten zu.

der Bivouac-Feuer, der plötzliche Wechsel zwischen Finsternifs und Licht, wenn der am Feuer sitzende Soldat von der hellen Flamme in die finstere Nacht hinausschaut, und eine Menge andere oft ganz unvermeidliche und mit dem Militairstande mehr oder weniger unzertrennlich verbundene Schädlichkeiten, die auf solchen Märschen auf den Soldaten feindlich einwirken und den Rekruten um so mehr in seinem ganzen Wesen reformiren müssen, als er an alle diese Eindrücke nicht gewohnt ist. Aber nicht allein auf Märschen oder im Kriege, sondern auch mitten im Frieden, ja in der Garnison selbst ist der Soldat bei den beständigen Uebungen in jeder Jahreszeit, bei jeder Witterung und bei dem mit seinem Stande nothwendig verbundenen Anstrengungen, gröfsern oder kleinern Theils diesen nachtheiligen Einflüssen ausgesetzt.

§. 118.

Als vorzugsweise feindselig auf das Auge selbst einwirkende und dasselbe zu Entzündungen geneigt machende Schädlichkeiten scheinen indessen besonders folgende berücksichtiget werden zu müssen.

1) Die sehr kurze Beschneidung der Kopfhaare des Soldaten bei dem Antritte seiner militärischen Lauf-

bahn. Die Erfahrung lehrt, welchen günstigen Einfluſs eine gleichmäſsige Temperatur des Kopfes auf die Conservation des Auges hat. Ein Mittel dazu, so wie um sich vor jeder atmosphärischen schädlichen Einwirkung zu schüzzen, besitzt der Landmann in seinem üppigen bis an die Schultern reichenden Haarwuchse, dessen er auf einmal beraubt wird, was unter gewissen Verhältnissen, besonders wenn es zum ersten Male im Leben, wie bei unsern Rekruten zur Winterszeit geschieht, und derselbe in seiner neuen Kopfbekleidung für das verlorne Kopfschutzmittel keinen Ersatz erhält, schon allein geeignet ist, Augenentzündungen hervorzubringen. [17])

[17]) Unstreitig ist man in der neuesten Zeit, in der fast allgemein üblich gewordenen Beschneidung der Kopfhaare viel zu weit gegangen, als daſs nicht mit Grund zu besorgen wäre, daſs auſser dem offenbaren hieraus entstehenden Nachtheile auf ein so sensibles Organ am Haupte, wie das Auge ist, nicht noch manche andere dynamische und organische Störungen hierdurch herbeigeführt werden sollten. Wir kennen noch viel zu wenig die Bedeutenheit und den Einfluſs der Haare auf die thierische Oekonomie überhaupt, als daſs wir uns für berechtiget halten dürften, damit nach Gutdünken oder wie es eben die Bequemlichkeit erheischt, oder unsere angenommenen Begriffe von Schönheit es mit sich bringen, schalten und walten zu können. Wenn man bedenkt, daſs die Natur nur für bestimmte Theile des Körpers Haare, und für jeden Ort von bestimmter Länge Form und Richtuug schuf; wenn man sieht, daſs die Natur allenthalben bei

2) Das öftere Befeuchten und Waschen des Hinterkopfs mit Bier und Seife. Dies geschieht gewöhnlich des Abends und die Leute legen sich hierauf mit dem nassen und verbundenen Kopfe zu Bette, um das struppichte Haar gegen den natürlichen Wuchs nach aufwärts zu gewöhnen. Leider eine der evidentesten Schädlichkeiten, von deren wirklichen Existenz in der Armee und höchst nachtheiligem Einflusse auf die Augen ich mich oft genug zu überzeugen Gelegenheit hatte!

---

derselben Menschenart die Haare nach bestimmten Gesetzen wachsen und sich formen läfst, und nur da Ausnahmen von der Regel macht, wo climatische Verhaltnisse; wie z. B. beim Neger, eine solche Aenderung zu erheischen scheint, — wenn man den sich allenthalben nachweisenden Connex der Barthaare zu den Sexual-Organen nicht verkennen kann, wenn man die Krankheiten, denen die Haare unterliegen, die Ursachen ihres oft zu schnellen Grauwerdens, Ausfallens, aufgehobenen Wachsthums oder rathselhaften Verwirrens etwas naher ins Auge fafst, und endlich oft genug Zeuge davon war, wie ein vorschnelles Abschneiden, besonders wahrend dem Bestehen des sogenannten Wichtelzopfs, augenblickliche und unheilbare Blindheiten, Lahmungen, Verkruppelungen aller Art, Krampfe, Convulsionen und den Tod selbst herbeigefuhrt hat, so wird man zugestehn mussen, dafs man in dieser Hinsicht viel zu leichtsinnig verfährt, und dafs eine genauere Beachtung und physiologische Wurdigung dieses Gegenstandes, als wir sie bisher besitzen, höchst wünschenswerth ware.

3) Die mangelhafte Kopfbekleidung des Soldaten, namentlich der mit seinem engen und harten Rande blos auf der Stirn und dem obern Theil des Hinterkopfs aufsitzende und nur durch den Kinnriemen in dieser Stellung zu erhaltende schwere Czakot, wodurch der sehr wesentliche Nachtheil herbeigeführt wird, dafs nur ein kleiner Theil des Kopfes geschützt, der gröfsere aber, besonders der beinahe kahle Hinterkopf ganz frei und allen atmosphärischen Einwirkungen blosgestellt bleibt. Aufserdem veranlafst der harte Rand des Czakots einen anhaltenden und höchst nachtheiligen Druck auf die Stirn und Schläfengegend, der um so bedeutender ist, als der Soldat die ohnehin schwere Kopfbedeckung dadurch noch mehr zu belasten pflegt, indem er sie zugleich, aus Mangel an bequemen Taschen, als ein Magazin benutzt, um darin mancherlei Dinge, als Schnupftuch, Tabacksbeutel etc., die eben so durch ihre Qualität als Schwere nachtheilig werden können, aufbewahrt und so mit sich herum trägt. Der gröfste Uebelstand bei der jetzt eingeführten Form der Kopfbekleidungen liegt aber in der fast senkrechten Stellung des kurzen Schirmes, der den Augen durchaus keinen Schutz vor dem Einfalle der Sonnenstralen, des Windes und Staubes gewährt. Der

so gestellte Schirm begünstigt dies vielmehr, so wie auch das Einfliefsen des Regens und des durch Sonnenhitze und Schweifs auflösbaren Firnisses in die Augen und verfehlt daher nicht allein seinen Zweck als Schirm, sondern ist selbst als eine für die Augen wahrhaft schädliche Potenz zu betrachten.

4) Die enge Zusammenschnürung des Halses, theils durch die Binde, theils und besonders durch Verschliefsung des knapp zugeschnittenen Rockkragens. Hierdurch werden die dicht unter den allgemeinen Bedeckungen liegenden grofsen Blutgefäfse des Halses anhaltend gedrückt, der freie Rückflufs des Blutes aus dem Kopfe zum Herzen gehemmt und zu widernatürlicheu, in jeder Hinsicht höchst gefährlichen Stockungen und Anhäufungen im Gehirne Gelegenheit gegeben. Durch die gewaltsame Hemmung der Circulation wird das Blut in die feinsten Gefäfse auch nach aufsen getrieben, die Gefäfse der Conjunctiva nehmen mehr Blut auf, als sie im normalen Zustande erhalten sollen, und die Augen werden dadurch nicht allein zu Entzündungen, sondern auch zu noch wichtigern und unheilbarern Fehlern des Sehvermögens prädisponirt.

Alle diese Nachtheile und andere, selbst lebensgefährliche Zufalle. werden aber um so sicherer durch das Zusammenpressen des Halses herbeigeführt, wenn gleichzeitig auch die Achsel- und Schlüsselgefäfse gedrückt, und die freie Ausdehnung der Brust und des Unterleibes, mithin das vollständige und freie Athemholen gehindert wird. Dies geschieht nun auch in mehr oder minderem Grade durch den Druck, den der zusammengerollte über die linke Schulter herabhängende, und schief über die Brust, unterhalb des Tornisterriemen, laufende Mantel veranlafst, und durch die Pressung des ganzen Brustkastens mittelst der festangezogenen Tornisterriemen, so wie durch das gewaltsame Zusammenschnüren des Unterleibs mittelst des Rock- und Hosengurts. [18])

[18]) Leider sind es die Augen nicht allein, die durch diese gewaltsam herbeigeführten Störungen des Blutumlaufes und der Respiration leiden, sondern auch das Gehirn, das Herz, die Lungen und die Baucheingeweide werden davon, theils durch Störung ihrer normalen Verrichtungen, theils in ihrer Organisation selbst auf das nachtheiligste ergriffen. Dies ist aber um so mehr zu bedauern, als aufserdem gröfstentheils für einen zweckmäfsigen warmen gegen die Einflüsse der Witterung gehörig schützenden Anzug des Soldaten so ungemein gut, und mehr als je zu einer Zeit gesorgt ist, und alle diese auf die Gesundheit so nachtheilig einwirkende Potenzen unbeschadet der gesetzlichen Vorschriften und ohne alle Beeinträchtigung der Zierlichkeit der äufsern Form, so leicht vermieden werden könnten, ja es sogar den wiederholten höhern und höchsten Befehlen durchaus entgegen ist,

5) Erkältung der Füſse. Dieser schädlichen Einwirkung ist der Soldat sehr häufig ausgesetzt, indem er meistens mit bloſsen Füſsen in den oft durchnäſsten Schuhen seinen Dienst verrichten muſs, was nothwendiger Weise um so nachtheiliger auf die Gesundheit des Mannes und besonders auf die Erhaltung seiner Augen einwirken muſs, als ihm nur selten die Gelegenheit wird, die durchnäſste Fuſsbekleidung wieder gehörig zu trocknen, ehe er genöthigt ist, sich derselben weiter zu bedienen. Selbst die langen bei regnichter Witterung und schlechten Wegen leicht durchnäſsten tuchenen Pantalons mögen in dieser Beziehung nicht von aller Schuld frei zu sprechen seyn.

6) Die weiſsen Wände in den Casernen und der dadurch bewirkte intensivere Lichtreflex, der allerdings zu einer Reizung des Sehorgans Veranlassung gibt, von

die Gesundheit der Staatsbürger auf diese Weise zu untergraben. Ich halte es daher für meine Pflicht, auf diesen Gegenstand hier aufmerksam zu machen, und glaube, daſs dieses Wort in der redlichen Absicht gesprochen, dem Staate gesunde und brauchbare Bürger zu erhalten, seinen Zweck um so weniger verfehlen werde, als bereits in dieser Hinsicht auf die Vorschläge von Seiten der Medicinal-Behörden schon so manche nützliche Veränderung getroffen worden ist.

welcher der Landmann vor seinem Eintritte ins Militair in seinen finstern dunkelfarbigen Stuben nichts wuſste.

§. 119.

Auſser diesen Gelegenheits-Momenten, die mehr oder weniger feindlich auf das Auge des Soldaten einwirken, und die Entwickelung einer Augenentzündung begünstigen können, verdienen nun noch in aetiologischer Hinsicht hier folgende einer Erwähnung, welche ganz vorzüglich die Verbreitung des Contagiums begünstigen. Hierher gehöret nun hauptsächlich:

Das Ueberkommen der Montirungsstücke von den zur Kriegs-Reserve entlassenen Soldaten auf die neu eintretenden Rekruten. Es gibt nämlich wenig Bekleidungsstücke, welche der Rekrut erhält, um sie noch ein oder mehrere Jahre zu tragen, die nicht schon früher ein anderer getragen hätte. Ich sehe dies indeſs als ein sehr wesentliches Gebrechen unserer Einrichtung in Bezug auf Medicinal-Policei an, und halte es um so mehr für meine Pflicht, hierauf aufmerksam zu machen, als hierin sonder allem Zweifel die ergiebigste Quelle der beständigen Wiedererzeugung der Krankheit unter den Truppen zu liegen scheint; indem das den

Montirungen von ihrem frühern Besitzer adhärirende Contagium sich nothwendiger Weise auf den Rekruten fortpflanzen muſs. Man vergleiche, was ich §§. 84. — 89. über die ansteckende Kraft der Contagien, deren Intensität und Dauer gesagt habe, und man wird es nicht mehr wunderbar finden, wie es trotz allen getroffenen Maſsregeln unmöglich war, das Uebel, bei so bewandten Verhältnissen, unter unsern Truppen bisher auszurotten. [19])

§. 120.

Auch gehört hierher das Zusammenleben in den Casernen, wodurch die Mannschaften nothwendiger Weise in gröſsere Gemein-

19) Aber nicht allein die Verbreitung dieser Augenkrankheit, sondern auch die häufige Erscheinung anderer contagiöser Krankheiten bei unserm Militär scheinen hauptsächlich aus dieser Quelle zu entspringen. Am auffallendsten sehen wir dieses an der Krätze, von der im Durchschnitte jährlich an 20000 Individuen, und was hierbei am bemerkenswerthesten ist, gröſstentheils Rekruten, befallen werden. So lange sich daher kein neues mit der Dienstzeit des Soldaten mehr im Einklange stehendes Bekleidungs-System einführen laſst, sollte man es wenigstens nicht vernachlaſsigen, vorher eine sorgfälltige, nach ärztlichen Vorschriften zu leitende. Reinigung aller abgelegten noch nicht ausgetragenen Montirungsstücke vorzunehmen, ehe sie zur Einkleidung der Rekruten verwendet werden dürften. Derselben Reinigung müſsten aber auch alle zurückgelassenen Lagergeräthe und sonstigen Utensilien unterworfen werden.

meinschaft mit einander treten und sich gegenseitig bei hundertfältigen Gelegenheiten zur Mittheilung des Contagiums mannichfache Beruhrungspunkte darbieten. Dieser Umstand, so wenig er auch beim Soldatenleben zu vermeiden ist, darf hier doch nicht, wo es sich um die Aufsuchung der ursächlichen Momente handelt, übersehen werden, da er gewifs auch zur Verbreitung der Krankheit, und namentlich unter dem Militair, sehr wesentlich mitwirkt.

So erzählt Edmonston [20]), dafs die Krankheit, welche in dem von Hilsea nach Colchester marschirenden zweiten Regimente der Fencibles von Argyleshire schon sehr selten zu werden angefangen hatte, mit vieler Heftigkeit wiederkehrte, als das Regiment in die Garnison eingeruckt war. Dasselbe bestätiget Kluyskens, indem er sagt [21]): „Das 2te Bataillon, welches nach Gent im Jahre 1815 in Garnison kam, war sehr fruh von dieser Augenentzündung ergriffen worden, und hatte während seines Aufenthaltes in Groningen sehr daran gelitten. Es brachte auf seinem Marsche von dort aus drei Wochen zu, und während demselben hatte es keinen ein-

20) Am angef Orte.

21) Am angef. Orte. Seite 35.

zigen Augenkranken, so daſs man hätte glauben sollen, die Krankheit habe ganz darin aufgehört. Aber kaum war es hier casernirt, als es fortwährend eine Menge Augenkranke lieferte." Eben so schreibt Patrick Macgregor [22]) in einem Aufsatze über die im Militair - Asylum herrschende Augenentzündung, sowohl die Wiedererscheinung als die Verbreitung dieser Krankheit in demselben der beständigen Gemeinschaft der Kinder unter sich und derjenigen zu, welche zwischen den Kindern des königlichen Militair-Asylums und den Soldaten der Linienregimenter Statt gefunden hat, und er bemerkt ausdrucklich, daſs die Verbreitung des Uebels in den Schlafsälen von einem Bette zu dem andern in der nämlichen Ordnung wie sie standen verfolgt werden konnte, bis die ganze Gesellschaft von dieser Krankheit ergriffen worden war.

Eine sehr auffallende Bestätigung, wie sehr das Zusammenleben der Mannschaften in groſsen Comunitäten die Verbreitung der Krankheit begünstiget und im Gegentheile das Auseinanderlegen der Truppen eine der kräftigsten Maſsregeln sey, diese Ausbreitung zu verhüten, hat sich auch in der Mainzer Epi-

[22]) In den Transact. of a Society forthe improvem. of med. and. chir. knowledge. Vol. III. Lond. 1812. pag. 30 — 65.

demie nachgewiesen. Als das zweite Bataillon des 30sten Infanterie-Regiments, um Raum für die Etablirung eines Spitals zu erhalten, auscasernirt und aufs Land verlegt wurde, lieferte es gleich im Anfange weit weniger Augenkranke als noch kurz vorher, während es sich noch in der Caserne befand, und kaum waren einige Wochen verflossen, seitdem das Bataillon sich auf den Dörfern zerstreut liegend befand, als es auch nicht einen einzigen Augenkranken mehr hatte, während die übrigen noch in den Casernen, ja selbst die in den Baraken sich befindlichen und vollständig gereinigten Compagnien den Spitälern noch immer neue Augenkranke in Zuwachs brachten Dieser Zuwachs war nun verhältnifsmäfsig um so stärker, je mehr die Baraken belegt wurden und je enger die Mannschaften in denselben zu liegen kamen; dagegen hörte die Erzeugung der Krankheit auf, als die aus den Baraken in die Casernen zurückgekehrten Mannschaften in denselben weiter auseinander gelegt und mehr aufser Comunication gesetzt werden konnten. Selbst in den Spitälern zeigte sich der Nachtheil dieses gesellschaftlichen Lebens offenbar. Je mehr ein Krankenzimmer mit Kranken belegt war, desto hartnäckiger zeigte sich die Krankheit in demselben Zimmer, desto schwieriger war die

Heilung und desto mehr Recidiven waren die Kranken ausgesetzt. Menschen welche mit den Kranken in Verbindung standen, wurden verhältnifsmäfsig mehr oder weniger von der Krankheit ergriffen, je nachdem sie die Gemeinschaft mit den Kranken mehr oder weniger theilten. Daher erkrankten auch vom ärztlichen Personale und den Lazarethbeamten verhältnifsmäfsig weit weniger als von den Wärtern, und diese hörten auf angesteckt zu werden, als man in der Folge die Einrichtung getroffen hatte, dafs sie nicht mehr in den Krankenstuben schlafen durften. [23])

Dieses Casernenleben wird daher um so nachtheiliger und um so mehr zur Verbreitung der Krankheit als begünstigend anzusehen seyn, je enger die Mannschaften daselbst untergebracht sind, je verdorbener der durch die animalischen Ausdünstungen sie umgebende Luftkreis ist, je mehr sie Lagerstellen (wie dies der Fall in Mainz bei der Einrichtung mit zweischläfrigen Bettstellen ist), Efs- und Reinigungsapparate, besonders aber die Handtücher mit einander theilen müssen.

§. 121.

Ein grofse Bestätigung des Auseinandergesetzten findet man auch in der Beobachtung,

---

[23]) Bericht des Regimentsarztes Müller vom 16 Sept. 1819.

dafs fast kein einziger Officier des Heeres von der Krankheit befallen worden ist. Die Gründe davon mögen wohl besonders in Folgendem liegen. Zuförderst findet keine so vielfache Berührung zwischen Officieren unter sich und mit der übrigen Mannschaft Statt, als bei der letztern unter einander, wovon stets mehrere Individuen sowohl auf dem Marsche als in der Garnison in einem und demselben Zimmer wohnen. Ueberdies ist es auch dem Officiere leichter, in seinen Quartieren, die meistens früher auch nur von Officieren bewohnt waren, reinere Wäsche, frische Bettüberzüge u. d. m. zu erlangen. Es ist daher schon hierdurch die Fortpflanzung des Contagiums nicht so leicht möglich, ganz abgesehen davon, dafs hier an eine Mittheilung durch Montirungsstücke auf die oben (§. 119) angegebene Weise gar nicht gedacht werden kann. Ueberdies aber ist der Officier, theils vermöge seiner Verhältnisse als solcher, theils vermöge der gröfsern Sorgfalt, die jeder mehr Unterrichtete auf Erhaltung seiner Gesundheit zu verwenden pflegt, seiner Pflichten durchaus unbeschadet, eher im Stande, die mannigfachen Beschwerden des Soldatenstandes sich wenigstens zu erleichtern, und die Einwirkung der verschiedenen als prädisponirende Momente zu dieser Augenkrankheit angegebenen Schädlichkeiten, wenigstens in ihrer Intensität zu brechen.

§. 122.

Aufser den hier genannten mag es nun noch manche andere Momente geben, welche zur Entwickelung der Krankheit hinwirken und nur noch nicht gehörig bekannt und gewürdiget sind. Fortgesetzte genaue Beobachtungen werden uns hoffentlich auch über sie mehr Aufschlufs geben. Ich will hier nur einiger Momente erwähnen, die meines Erachtens eine vorzügliche Berücksichtigung verdienen.

§. 123.

Eine höchst wichtige Rolle spielt unstreitig in dieser Beziehung die Luft-Constitution. Patrick Macgregor [24]) sagt ausdrücklich: „Die Beschaffenheit der Atmosphäre hatte Einflufs auf die Krankheit; denn sie war heftiger und dauerte länger bei heifser und schwüler Witterung, als wenn sie kalt oder gemäfsigt war. Man sah dies deutlich im Julius, August und September, wo die Krankheit ungewöhnlich heftiger war und länger anhielt, als vor oder nach diesen Monaten." Hiermit stimmt nun ganz die Beobachtung, die man mehrmals und wiederholt

---

[24]) Am angef. Orte.

während der Dauer der Mainzer Epidemie machte, überein, und in den Berichten des Regimentsarztes Müller heifst es unter andern: „Wir hatten vom ersten bis inclusive 5ten Juny meistens Südwest-Wind bei sehr schwüler nicht ganz klarer Witterung, deren Einwirkung auf die herrschende Augenkrankheit sich ganz unverkennbar zeigte. Aufser dem bedeutenden Zuwachse in diesen 5 Tagen waren auch die Uebergänge in den blennorrhoischen Zustand weit frequenter, der bei einigen Subjecten sich so steigerte, dafs er die kräftigsten Einwirkungen von Seiten der Kunst nothwendig machte. Ein Mann wurde, was seit langer Zeit nicht geschehen ist, unmittelbar von der Compagnie in einem solchen bösartigen Zustande, worin er ohne alle Vorläufer sich versetzt sah, in das Lazareth gebracht. Auch sind seit kurzem neuerdings drei Krankenwärter angesteckt worden. An demselben Tage, an welchem die Krankheit im Lazarethe eine so schlimme Aufsenseite gewann, unterlag auch der Regimentsarzt Pudon in der Stadt einer Recidive. Mit der später erfolgten Verminderung der schwülen Hitze und nach vorhergegangener Entladung der Gewitter schweren Wolken zeigte sich auch eine auffallende günstige Veränderung im Gange der Krankheit im ganzen Lazarethe."

Auch verdient in dieser Hinsicht die Bemerkung Mac-Gregors, dafs die Fliegen, die bei warmem Wetter die an der eiternden Augenentzundung Leidenden zu umschwarmen pflegen, wohl sehr oft das Medium seyn mögen, wodurch die Krankheit andern Individuen mitgetheilt werden kann, gewifs unsere ganze Aufmerksamkeit.

§. 124.

Eine andere Schadlichkeit, unter der wir die Krankheit sich oft schnell entwickeln sehn, ist ein anhaltender Luftzug. Der Wiener Augenarzt, Herr Dr. Jäger, versicherte mich erst kürzlich, dafs er sich die Ueberzeugung verschafft habe, dafs in Neapel sich erst dann, und zwar auf eine so furchtbare Weise die Krankheit entwickelt habe, dafs Hunderte hieran erblinden mufsten, als man die garnisonirenden Truppen in einem Gebäude untergebracht hatte, das ursprünglich zu einem Getreide-Schüttboden bestimmt, und daher von allen Seiten dem Luftzuge sehr ausgesetzt war. Zuerst habe die Krankheit auch bei jenen Compagnien begonnen und sich blofs unter diesen ausgebreitet, die dem Anscheine nach die gesundesten, aber am meisten luftigen und zugigen Trakte des grofsen Gebaudes bewohnt hatten, und nicht eher habe die Krankheit aufgehort, als bis man den eigentlichen Grund entdeckt und diesem Uebelstande abgeholfen hatte. Diese Beobachtung fordert uns wenigstens auf, auch diesem Umstande unsere Aufmerksamkeit zu widmen, und besonders auf das hier und da Statt findende Offenhalten der Fenster und Thüren in den Casernen, besonders des Nachts hindurch, auf die Anlage der künstlich angebrachten Luftzüge, auf die Eröffnung und Schliefsung derselben zur gehörigen Zeit, und überhaupt auf die Lage und Bauart der Casernen in dieser Hinsicht, ein aufmerksames Auge zu richten.

§. 125.

Eben so ist es Erfahrungs gemäfs, dafs plötzliche Erkältungen, besonders nach kurz vorhergegangener Erhitzung, zu den häufigsten Gelegenheits-Momenten gehören, nach denen die Krankheit zu erscheinen pflegt; und diese Momente waren beinahe die einzigen, nach denen man die Augenentzündungs-Epidemie in Mainz sich entwickeln sah (§. 39). In dieser Hinsicht dürfen daher das gänzliche Entblöfsen des Kopfs, um sich auf Augenblicke von der drückenden Last des Czakos zu befreien, das kalte Waschen des erhitzten Gesichts, das schnelle Entkleiden nach angestrengtem Exercitien, und ganz besonders das plötzliche Entblöfsen der kurz zuvor noch eingeengten und viel zu warm bekleideten, daher **stets mit Schweifs übergossenen Brust** nicht übersehn werden, da besonders dieser letzte Umstand auch aufserdem zu einer Menge acuter und chronischer Brustbeschwerden Veranlassung gibt, weshalb ich auch im Allgemeinen das übliche zu starke Wattiren und Auspolstern der Montirungs-Röcke als eine auf die Gesundheit der Soldaten allgemein schadlich einwirkende Potenz zu erklaren mich gezwungen sehe.

§. 126.

Endlich müssen hier noch mancherley Dinge, als feuchte Wohnungen, das übliche Besprengen der Eufsböden mit Wasser, das Sandaufstreuen, das Scheuern derselben **besonders des Abends kurz vor dem Schlafengehen**, die leichte Bedeckung des oft ganz entblöfsten Körpers, besonders bei kühlen Nächten und gleichzeitig offenen Fenstern, was vorzüglich bei den Rekruten, die früher gewohnt waren, sich unter schwere Federbetten zu vergraben, von wesentlichem Einflusse seyn kann; ferner das Ausklopfen der wollenen Decken innerhalb der Hofräume oder wohl gar in den Wohnstuben selbst, und manche andere sich hier und da in den Casernen und

Aufenthaltsorten der Soldaten eingeschlichene Mifsbräuche in Betracht gezogen werden, die man als veranlassende Momente dieser Augenentzündung bisher beschuldigte und die auch allerdings unter sonstigen gegebenen Verhaltnissen die Entwicklung derselben, besonders bei unsern zu Entzündungen ohnehin disponiblen jugendlichen Mannschaften, begünstigen konnten.

4.

Prognose.

§. 127.

Die Prognose richtet sich hauptsächlich nach den verschiedenen Graden der Krankheit, nach der Intensität des Uebels und der Complication desselben. Im leichtern Grade pflegt dasselbe bei jeder Behandlung, oft auch ohne alles Zuthun von Seiten der Kunst binnen, 7 bis 9 oder 11 Tagen vollkommen gehoben zu seyn; oft aber geht auch die Krankheit in ihrem leichtesten Grade in ein chronisches Leiden, in eine Auflockerung und abnorme Röthung der Conjunctiva der Augenlieder über und beharret in diesem Zustande, ohne gerade das Sehvermögen zu stören, Wochen und Monate lang. In dies m Falle sind dann immer Recidive der Krankheit und selbst der Uebergang in eine wahre Blennorrhoe bei der geringsten Veranlassung zu besorgen. Gewöhnlich zeigt sich die Krankheit, wenn sie epidemisch zu herrschen anfängt, bei einzelnen Subjecten in ihrem allergelindesten Grade und erregt gar nicht den Verdacht einer Bösartigkeit in ihrem ganzen Verlaufe. Plötzlich werden alsdann nach einiger Zeit einzelne Subjecte auf das Heftigste von ihr ergriffen; die Anzahl solcher Fälle mehrt sich nun mit jedem Tage, oft mit jeder Stunde, und indem sich die Krankheit zugleich immer mehr und mehr ausbreitet, scheint sie wieder an Intensität abzunehmen, so dafs endlich die ganze Epidemie, bei einer zweckmäfsigen ärztlichen und medicinisch policeilichen Behandlung, wieder mit Fällen endiget, die man nur unter die leichtesten Grade der Krankheit rechnen kann. In der Zwischenzeit vorkommende einzelne bösartigere oder leichtere Fälle sind mehr auf Rechnung der ärztlichen Behandlung, besonderer Veranlassungen und zufälliger Complicationen zu schieben, als auf die Natur der Krankheit und des Ansteckungsstoffes selbst.

§. 128.

Weit minder günstig in Bezug auf den Ausgang ist die Prognose im 2ten Grade der Krankheit und höchst zweifelhaft im 3ten

Grade derselben zu stellen, besonders wenn zur selben Zeit während dem Verlaufe der Epidemie schon mehrere Fälle einen unglücklichen Ausgang nahmen, und somit die Bösartigkeit des Uebels sich bereits nachgewiesen hat. Worin diese begründet seyn mag, wissen wir eben so wenig, als welches der Grund der Bösartigkeit manches Typhus ist, der, von den ihm entgegengesetzten Mitteln gar keine Notiz nehmend, unaufhaltsam in seiner Ausbildung fortschreitet, und das einmal gefaſste Individuum nicht eher wieder verlaſst, als bis es ihm als Opfer fallt. Eben so hat auch hier die Erfahrung gezeigt, daſs es Fälle gibt, die auch das kräftigste Heilverfahren verspotten, und durch die Kunst unabwendbar jedes Mal eine vollkommnere oder unvollkommnere Erblindung, ja Zerstörung der Form des ganzen Sehorgans herbeiführen. Um sich jedoch einen Begriff zu machen, welche Ausbreitung das Uebel erlangen und welche Verheerungen es anzurichten vermag, mögen nur folgende Beispiele dienen.

Savary versichert [25]), die Anzahl der Blinden in Aegygten sey so beträchtlich, daſs eine groſse Moschee in Cairo zu seiner Zeit 8000 Erblindete faſste, die dort ihren Unter-

[62]) Lettres sur l'Egypte. Tom. III. pag. 7.

halt fanden. Volney erzählt [26]), dafs es in Cairo eine so ungeheure Anzahl von Blinden gebe, dafs man auf der Strafse unter 100 Personen auf 20, die auf beiden Augen, 10 die auf einem Auge blind sind, und 20 andere stöfst, deren Augen roth, eiternd oder doch angegriffen sind, und dafs fast alle Menschen, als Zeichen einer beginnenden oder eben erst kürzlich überstandenen Ophthalmie, Binden tragen. Dr. Vetch [27]) versichert, dafs vom zweiten Bataillon des zwei und funfzigsten Regiments, welches aus etwas mehr als siebenhundert Mann bestand, sechshundert und sechsund dreifsig an der Augenentzündung leidende Kranke zwischen dem August 1805, wo die Krankheit anfing, und dem August 1806 in das Hospital aufgenommen worden wären, wovon fünfzig mit dem Verluste beider, vierzig hingegen mit dem Verluste eines Auges wieder entlassen worden wären; und eben so erinnert Mac-Gregor [28]), dafs die ansteckende Augenentzündung seit der ersten im Jahre 1800 erfolgten Einfuhrung dieser Krankheit in England unter der Armee sehr schnell und weit um sich gegriffen und die Mannschaften

---

26) Voyage en Syrie et en Egypte. Vol. I. Cap. XVII. pag. 218. u. f.

27) Am angef. Orte.

28) Am angef. Orte.

einiger der besten regulären Regimenter in einem hohen Grade zu Krüppeln gemacht habe, ja daſs es eine höchst niederschlagende Thatsache sey, welche die Tabellen der Hospitäler zu Chelsea und Kilmainham erhärten, daſs am ersten December 1810 zweitausend dreihundert und siebenzehn Soldaten wegen Blindheit, welche eine Folge dieser Augenentzündung war, dem Publikum zur Last fielen, ohne daſs diejenigen Soldaten, welche blos ein Auge eingebüſst hatten, oder diejenigen, welche von ihren Regimentern in Besatzung gelegt und in keinem der beiden angeführten Hospitäler als Pensionäre wegen Verlust der Augen nach der Entzündung eingeschrieben waren, unter der angegebenen Summe mit inbegriffen seyn. Gegenwärtig beläuft sich indeſs nach William Adams die Summe der an dieser Augenkrankheit Erblindeten in der englischen Armee schon auf viertausend fünfhundert Individuen, für welche der öffentliche Schatz jährlich die groſse Summe von 92600 Pfund St. zahlt. Offenbar minder verheerend als in England war jedoch diese Augenentzündung in der Königl. preuſs. Armee, obgleich ich vor der Hand auſser Stand mich gesetzt sehe, die Zahl der dadurch Verunglückten bestimmt anzugeben.

§. 129.

Am schlimmsten ist die Prognose in jenen Fällen zu stellen, wo die Krankheit in ihrem höchsten Grade Individuen befällt, welche an einer syphilitischen, gichtischen oder scrophulösen Discrasie leiden. Besonders scheint die letztere Complication sehr feindselig auf das Sehorgen einzuwirken, und es unterliegt gar keinem Zweifel, daſs unter diesen Umständen die purulente Absonderung sich nicht nur häufiger einfindet, sondern daſs sie auch von scharferer und zerstörenderer Natur fur das Auge des Kranken zu seyn pflegt. Auch hat Farrel [29]) bei mehreren Individuen der Art Geschwülste in der Iris, wahrscheinlich Abscesse, während dem Krankheitsverlaufe sich bilden sehn, die eine so groſse Ausdehnung erhielten, daſs sie sich an die Hornhant anlegten und diese selbst an einzelnen Stellen hervortrieben. Gewöhnlich endigten sie mit einem Eitderergusse in die vordere Augenkammer. Ingleichen bemerkt Patrik Mac-Gregor, daſs die Krankheit ohne Ausnahme bei solchen Personen, die rothes Haar haben und von einer scrophulösen Leibesbeschaffenheit zeugen, heftiger und langwieriger sey als bei andern, und daſs zwey Drittel von denen, bei welchen der Ausgang unglücklich

29) Am angef. Orte. S. 41. und ferner.

lich gewesen sey, entweder rothes Haar oder geschwollene Halsdrüsen oder ein anderes Merkmal der Skrofelkrankheit hatten.

§. 130.

Auf welche Weise die Krankheit Erblindung, ja Zerstörung des ganzen Organs herbeiführt, welches die gefürchtetsten Erscheinungen während ihrem Verlaufe sind, die diesen Ausgang bedrohen und worin endlich nach ihrer Beendigung die zurückgebliebenen Nachübel bestehen, ist bereits oben in der Beschreibung der Krankheit angegeben worden.

5.

Therapie der Krankheit.

§. 131.

Bei dem ganzen zu entwerfenden Heilplane muſs den Arzt vorzüglich die Idee leiten, daſs die Krankheit eine ächt contagiöse sey. Es kann daher nicht bloſs auf die kunstgerechte Behandlung der bereits Erkrankten ankommen, sondern es muſs der Arzt sein besonderes Augenmerk auch darauf richten, daſs die Entwicklung und fernere Verbreitung der Krankheit verhütet, das Contagium gänzlich ausgerottet und so die Quelle des Uebels verstopft werde.

§. 132.

Die gänzliche Ausrottung der Krankheit ist bei dem einmal den Heeren und ganzen Nationen mitgetheilten Contagium schwer zu bewerkstelligen, doch meines Erachtens eben so wenig unmöglich, als die gänzliche Ausrottung der Blattern in Europa. Es kommt bloſs darauf an, zu verhüten, daſs der allenthalben hin ausgestreute Giftsame nicht aufkeimen, zur Krankheit sich ausbilden und so sich neu reproduciren, und vervielfältigen könne; dann muſs allerdings mit der Zeit die Gattung dieses uns von ferne her übertragenen und unserm Boden fremdartigen Erzeugnisses aussterben. Freilich unterliegt die Lösung dieser Aufgabe unendlich vielen Schwierigkeiten und groſsen Opfern. Allein ein Uebel, wodurch so viele Staatsbürger in Gefahr kommen, binnen wenigen Tagen zu erblinden, und in den besten Jahren der Entwicklung ihrer Thatkräfte dem Staate als lästige Glieder anheim zu fallen, ein solches Uebel, welches also in seinen Folgen für das ganze Menschengeschlecht gewiſs nicht minder Unheil bringend, furchtbar und verheerend als jede andere contagiöse Krankheit ist, und als es vor kurzem noch die Pocken waren, dürfte wohl das kraftigste Eingreifen der Staatsverwaltung selbst, und eine nähere Würdigung von einem höhern

Gesichtspunkte der Medicinal-Policei verdienen.

§. 133.

Wir Aerzte können weiter nichts thun, als die Mittel und Wege an die Hand geben, wodurch die gewöhnliche Entwicklung dieser Augenkrankheit verhindert werden kann, und dies geschieht bei dem Soldatenstande, in welchem bisher das Uebel vorzugsweise einheimisch ist, durch Beachtung einer vorzüglichen Ordnung und Reinlichkeit in den Wohngebäuden der Soldaten, und einer geregelten Lebensweise, in wiefern sie in Friedenszeiten sich mit dem Wesen des Soldatenstandes allerdings verträgt; ferner durch Vermeidung eines übermäſsigen Genusses erhitzender Getränke, besonders des Branntweins, durch Verhütung des Badens in Flüssen, und des Waschens des behaarten Theils des Kopfs bei erhitztem oder wohl gar mit Schweiſs übergossenem Körper, durch mögliche Vermeidung jeder übertriebenen psychischen Aufregung und aller gewaltsamen Körper-Anstrengungen, Erhitzungen und Uebermüdungen, besonders durch zu anhaltende ununterbrochene Uebungen, zu starke Märsche u. dgl., die vorzüglich auf junge Leute, woraus der gröſste Theil des Heeres besteht, um so nachtheiliger einwirken müssen, als sie schon durch ihr jugendliches Alter eine vorzügliche Geneigtheit zu Entzündungskrankheiten besitzen, — endlich durch sorgfältige Entfernung aller jener Gelegenheitsmomente, unter deren Einwirkung wir die Krankheit so häufig entstehen sahen und die wir bereits (§. 117-126.) einer nahern Betrachtung unterworfen haben.

§. 134.

Die Verbreitung dieser bösartigen Augenentzündung kann man bei ihrem ersten Entstehn nur dadurch zu verhüten suchen, daſs man, wie bei allen ansteckenden Krankheiten, diese Augenkranken ohne Ausnahme schnell sowohl von den Gesunden entfernt, als sie auch von andern Kranken strenge abgesondert und sie so einzeln als möglich in den Spitälern unterbringt. Alle Gesunde, welche in näherer Gemeinschaft mit den Erkrankten, sey es auch nur mit einem einzigen Individuo, welches plötzlich von der Augenkrankheit ergriffen wurde, lebten, besonders aber jene, welche eine und dieselbe Wohnstube mit ihm theilten, müssen sogleich unter Quarantaine gesetzt und durch einige Zeit (wenigstens durch 21 Tage) beobachtet, auf keinen Fall aber früher unter die Gemeinschaft der übrigen gesunden Mannschaft gesetzt werden. Ehe dies jedoch geschehen darf, muſs jeder unter Quarantaine gesetzte Mann noch zuvor und zwar mit allen seinen ihm zukommenden Bekleidungsstucken und Effecten gehörig gereiniget werden, und eben so muſs das Locale, in welchem der erste Augenkranke sich zeigte, sogleich einer vollständigen Reinigungs-Procedur unterworfen und hierauf durch längere Zeit unbewohnt gelassen werden, ehe es wieder zum Aufenthaltsorte oder zur Wohnstube gesunder Individuen benutzt werden darf. Wenn indessen während der Dauer der Quarantaine ein oder mehrere Individuen von der Krankheit wirklich befallen werden, so sind diese nicht allein sogleich von den übrigen wieder zu trennen, sondern auch die bestimmte Zeit der Quarantaine der noch gesund gebliebenen Mannschaft ist immer wieder von dem Tage an zu rechnen, an welchem der letzte unter Quarantaine gesetzte Mann erkrankte. Um daher der Nothwendigkeit auszuweichen, für einzelne Individuen die Zeit der Quarantaine verlängern zu müssen, ist es räthlich, die in diesem Falle des Ansteckungsstoffes blos verdachtigen Individuen gleich Anfangs so einzeln als möglich, und als es nur immer die Localverhältnisse gestatten, unterzubringen und unter Quarantaine zu setzen.

Diese mehr auf die Erhaltung der Gesunden als auf die Heilung der Erkrankten abzielende Maſsregel ist meiner Erfahrung und Ueberzeugung nach **die einzige**, die ergriffen und zur **Norm** erhoben werden muſs, wenn der weitern Verbreitung dieser Augenpest Einhalt gethan werden, nicht noch mehrere unglückliche und bedauernswerthe Opfer fallen sollen, und weit bedeutendern, den Dienst noch mehr lähmenden und viel kostspieligern Maſsregeln, künftig vorgebeugt werden soll.

§. 135.

Ist indessen diese Maſsregel nicht gehörig beachtet worden und unausgeführt geblieben; hat die Krankheit bereits in einer Compagnie, in einem Bataillone, einem Regimente, oder wohl gar in einer ganzen Garnison schon weiter um sich gegriffen, so müssen zur Erreichung des vorgesteckten Zieles um so kräftigere Maſsregeln ergriffen werden, mit so mannigfachen Schwierigkeiten und Kosten sie auch immer verknüpft seyn mögen. Der Keim muſs vernichtet, seine Verbreitung unmöglich gemacht werden. Es müssen daher die gesammten des Ansteckungsstoffes verdächtigen Truppen aus den von ihnen bewohnten Casernen in ein anderes von allem Verdacht der Infection freies Locale, und wenn es daran gebricht, in

Baraken verlegt werden. Damit aber das Contagium nicht mit ihnen dahin einziehe, muſs eine sorgfältige nach ärztlichen Vorschriften zu leitende Reinigung der Utensilien vorangehen. Die verlassenen Casernen müssen, so wie die Spitäler, Wachthäuser, Arresthäuser, Montirungskammern, Schilderhäuser u. s. w. auf gleiche Weise von dem ihnen inhärirenden Contagio gereiniget werden. Die Gemeinschaft der in den Baraken oder sonst irgend wo liegenden und bereits gereinigten Truppen mit den des Contagiums noch Verdächtigen und mit den wirklichen Augenkranken in den Spitälern ist mit aller Strenge zu verhüten. Die abgesonderte Mannschaft muſs täglich von geübten Aerzten untersucht, und so wie sich irgend etwas Verdächtiges an den Augen eines Individui zeigt, dasselbe sogleich von den Uebrigen gesondert werden. Es ist ein eigenes Spital für diejenigen Augenkranken einzurichten, die noch Ansteckung mitzutheilen fähig sind, und diese müssen nach dem verschiedenen Grade ihres Leidens geordnet werden. Die ärztlichen Geschäfte müssen zweckmäſsig vertheilt, die allgemeine Krankenpflege unter eine besondere Direction gestellt und ein stärkeres Aufsichts- und Wart-Personale angestellt werden. Es muſs die strengste Sorgfalt darauf verwandt werden, dafs keine Mittheilung des Contagiums unter den Kranken im Spitale selbst möglich werde. Es darf daher kein neuer Kranker in das Lazareth aufgenommen werden, ohne vorher gereiniget und mit reiner Spitalskleidung versehn zu seyn und eben so mufs mit aller Sorgfalt darüber gewacht werden, dafs keine Mittheilung des Ansteckungsstoffes durch die anzuordnenden Heilmittel selbst oder durch die zu Fomentationen benutzten Linnen, Pinsel, womit vielleicht einzelnen Kranken Arzneimittel ins Auge gestrichen werden, Instrumente u. s. w. erfolge. Nicht ansteckende Augenkranke sind in einem andern Locale unterzubringen. Für Reconvaleszenten mufs eine ganz abgesonderte Quarantaine-Anstalt errichtet werden, worin sie nach der verschiedenen Dauer der Reconvaleszenz und den darin gemachten Fortschritten in Klassen vertheilt sind. Mit dem Eintritte aus dem Spitale in die Reconvaleszenten-Anstalt, so wie mit dem Austritte aus derselben unter die Gemeinschaft der gesunden Mannschaft, ist vorlaufig eine sorgfaltige Reinigung jedes Reconvaleszenten ohne Ausnahme vorzunehmen.

In den beigedruckten Reglements sind die Details näher auseinander gesetzt welche in Mainz bei Ausführung dieser Regeln beobachtet worden sind [30]) und die allenthalben, unter einigen Modificationen, je nachdem es die Ausbreitung des Uebels und die besondern Localverhältnisse erlauben oder gebieten, auf ähnliche Weise in Anwendung gesetzt werden müssen, wenn einer schon weit ausgebreiteten Epidemie Einhalt gethan werden soll.

Nur glaube ich in Bezug auf den 6ten Paragraph der Dienstesvorschrift (B.) noch des Umstandes hier erwähnen zu müssen, dafs die in Mainz für die Reconvaleszenten in Anwendung gesetzte Dauer der Quarantaine von drei Wochen zu kurz sey, weil die Erfahrung gezeigt hat, dafs mehrere Individuen auch nach dieser Zeit, und zwar erst dann, als sie sich bereits schon wieder in Gemeinschaft mit den übrigen gesunden Mannschaften in den Casernen befanden, noch Recidiven unterlagen. Indem nun durch solche unerwartete Rückfälle, wie leicht einzusehen ist, der gute Erfolg aller getroffenen Mafsregeln zum Theil vereitelt wird, zum Theil auch ganz verloren gehen kann, so dürfte es gerathen seyn, in künftigen ähnlichen Fällen die Reconvaleszenten einer vollständigen Quarantaine von 40 Tagen zu unterwerfen und dergestalt in drei Sectionen abzutheilen, dafs jeder als geheilt

---

[30]) Siehe die Beilagen A. und B.

Entlassene in der ersten Section der Anstalt durch 18 Tage, in der zweiten durch 13, und in der dritten noch durch 9 Tage verbleibe, ehe er als ganz unverdachtig aus der Quarantaine entlassen und unter die Gemeinschaft der Gesunden gesetzt werden dürfte.

§. 136.

Es könnte übrigens beim ersten Anblicke einer Garnison, in der das Uebel schon weit um sich gegriffen hat, am gerathensten scheinen, die Besatzung ausrücken zu lassen und selbe nach andern Orten besonders aufs Land zu verlegen. So wahr es indessen ist, dafs diese Mafsregel die wirksamste, vielleicht die einzige ist, um einen noch nicht inficirten Truppentheil beim Ausbruche der Krankheit vor der Infection zu verwahren, so wenig findet sie doch in der Regel dann Statt, wenn bereits die Krankheit sich schon weit ausgebreitet hat und alle Truppentheile der Garnison der Aufnahme des Contagiums schon verdachtig geworden sind. Allerdings würde zwar die Krankheit unter den versetzten Truppen nach und nach eben so verschwinden, wie durch ihre Verlegung aus den Casernen in die Baraken oder in andere Localitäten, allein das Contagium würde auf diese Weise auch nach andern Gegenden verpflanzt und seine Ausbreitung nicht blos vervielfältiget, sondern auch vom Soldaten auf den Bürger und Landmann ubertragen, zugleich aber auch den neu einrückenden Truppen, zumal wenn es ein Ort wäre, der nicht lange ohne Besatzung gelassen werden könnte, mitgetheilt und das Uebel von neuem hervorgerufen werden. Diese Gründe waren es auch, die mich bestimmten, nicht eher auf Ablösung der Mainzer Garnison anzutragen, als bis die Epidemie vollständig beendiget, alle Mannschaften gehörig gereiniget und jeden Contagiums ganz unverdachtig waren, wonach allerdings die Versetzung der Truppen unter andere Orts- und Lebensverhältnisse zur gänzlichen Tilgung der Disposition vieles beitragen, ausserdem auch von dem wohlthätigsten Einflusse auf die Erhaltung ihrer fernern Gesundheit seyn kann, und zugleich ohne Besorgnifs, hierdurch andern Staatsbürgern einen Nachtheil zuzufügen, geschehen darf.

§. 137.

Aufser der Beachtung dieser medicinisch polizeilichen Mafsregeln sind nun noch besonders folgende Indicationen in Erfüllung zu setzen.

1) Beseitigung und fernere Abhaltung der äufseren Schädlichkeiten,

unter denen die Krankheit entstand und die ihrer weitern Ausbildung günstig sind.

2) Regulirung der Diät und des ganzen diatetischen Regimens der Kranken.

3) Behandlung der Krankheit selbst mit vorzugsweiser Rücksichtsnahme auf den Grad der Heftigkeit und das Stadium der Entzündung.

§. 138.

Was nun die Erfüllung der ersten Indication anbelangt, so unterliegt sie beim Militär vielen Schwierigkeiten, und ist wohl auch, besonders auf Marschen und im Kriege, oft ganz unmöglich. Ist daher die gänzliche Entfernung der einwirkenden Schädlichkeiten nicht möglich, so muſs man sich begnügen, ihre schädliche Gewalt auf das Allgemeine, so weit es die Verhältnisse nur immer erlauben, wenigstens zu mildern, und die bereits Erkrankten den schädlichen Einflüssen, unter denen sie von dem Uebel befallen wurden, so schnell als möglich zu entziehen. Der kranke Soldat muſs daher nicht blos aus der Caserne, dem Bivouake oder sonstigen Aufenthaltsorte sogleich entfernt, in einen so viel als möglich reinen von allen animalischen Dünsten freien Luftkreis versetzt, alles Exercirens, jeder militärischen Uebung oder sonstigen Dienstesleistung überhoben werden, sondern es ist auch nöthig, daſs er sogleich entkleidet, dessen Haut gehörig gereiniget und mit reiner Wäsche und gereinigter Kleidung versehen werde, weil es unmöglich ist, dem gefährlichen Reflexe dieser Augenentzündung vorzubeugen, wenn nicht auf der Stelle, wenigstens die meisten Schädlichkeiten und die wirksamsten Gelegenheits-Momente, entfernt werden, unter denen die Krankheit erschien.

Zugleich ist die so schnelle als mögliche Entfernung des Kranken von dem Gesunden, die Entfernung seiner durchschwitzten Montirungsstücke und die vorlaufige Reinigung derselben, ehe er wieder in die Gemeinschaft mit der übrigen Mannschaft tritt, auch in medicinisch - policeilicher Hinsicht durchaus nothwendig (§. 134.), um der Fortpflanzung des Uebels von Mann zu Mann vorzubeugen.

§. 139.

Eine vorzügliche Aufmerksamkeit muſs der Arzt auch auf die Reinlichkeit und Einrichtung in den Spitälern verwenden. Nichts schadet kranken Augen mehr als eine unreine mit animalischen Dünsten überfüllte Atmosphäre, wie sie gewöhnlich in gefüllten Krankenstuben angetroffen wird. Man sorge daher vor allem, dafs die Augenkranken in trokne geräumige und luftreine Zimmer kommen; suche durch beständige Erneuerung der Luft vermittelst gehöriger Eröffnung der Luftzüge, der Thüren und Fenster, durch Aufstellung beweglicher Ventilatoren und anderer den Augen unschädlicher chemischer Luftreinigungsmittel, z. B. der Kohle [31]), die moglichste Reinheit der Luft in derselben zu erhalten. Wo es das Lazareth-Locale zuläfst, ist eine Stube zur öfters zu wiederholenden wechselseitigen Unterbringung der Kranken anzulegen, die von Kranken entleerte Stube sammt allen darin befindlichen Effecten gehörig zu reinigen und durch Mineral-Räucherungen und anhaltenden Luftzug von jedem anhängenden Contagium sorgfältig zu befreien.

§. 140.

Die gehörige Regulirung des Lichtes ist in einer Augenkrankenstube ein wesentliches Erfordernifs und ein das entzündete Auge belästigender Lichtreflex eine so absolute Schädlichkeit, dafs ohne ihre Abhaltung die Cur unmöglich glücken kann. Am nachtheiligsten

31) Siehe die Beilage A. §. 27.

pflegt indessen das von unten einfallende und vom Boden reflectirte Licht auf die leidenden Augen zu wirken. Unsere Augenkranken haben keine Mohrenaugen, und ihnen fehlt der Wulst des untern Augenliedrandes, den die Natur dem Aethiopier zum Schutze gegen den Reflex der Sonne verlieh, daher das von oben einfallende Licht das wohlthätigste für entzündete Augen ist. Die gewöhnlichen von unten nach aufwärts zu rollenden Vorhänge oder die Anbringung von sogenannten Marquisen, die bloſs das Licht von unten einfallen lassen, sind daher als eine schlechte Einrichtung zur Dämmerung der Augenkrankenstuben anzusehen. Im Gegentheile müssen die Gardinen eine solche Vorrichtung haben, daſs sie von oben nach unten herabgelassen werden können, um, wenn es nöthig ist die Helligkeit im Zimmer zu vermehren, und das Licht durch das obere Drittheil des Fensters ganz allein in die Krankenstube fallen kann. Nebstbei müssen, um jeden grellen Lichtreflex vom Auge abzuhalten, die Wände grün übertüncht und jeder Kranke insbesondere noch mit einem zweckmäſsigen Augenschirme versehen werden [32]). Hängt es übrigens von der Wahl

[32]) Die gewöhnliche runde oder ovale Form der Augenschirme entspricht keineswegs der Absicht, da dem von der Seite einfallenden Lichte kein Hindernifs entgegen

des Arztes ab, so müssen zu Augenkrankenzimmern immer solche Gemächer gewählt werden, die mehr gegen Mitternacht liegen, damit die Sonne so wenig als möglich direkt auf die Fenster falle.

Die Erleuchtung dieser Augenkrankenstuben des Abends oder bei Nacht darf nur äusserst mäfsig seyn, keinesweges durch dampfende Lampen, sondern blofs durch Laternen geschehen, die mit zweckmäfsigen Schirmen versehen und deren Zugröhren nach aufsen geleitet seyn müssen.

§. 141.

Auch auf die die Kranken umgebende Temperatur mufs der Arzt sein Augenmerk richten. Sie mufs in den kältern Jahreszeiten

steht. Der Zuschnitt des Schirmes mufs demnach so gestaltet seyn, dafs die äufsere oder vordere Kante desselben durchaus geradlinigt ist, und zu beiden Seiten, da wo der Schirm an die Schläfengegend zu stehn kommt, in einen etwas spitzigen Winkel, zur hintern Kante hin, ausläuft. Das Materiale hiezu wählt man wohl am besten von grüner Wachsleinwand, besonders dann, wenn gleichzeitig nasse Bähungen in Anwendung gesetzt werden; doch ist wohl darauf zu achten, dafs, um jeden glänzenden Gegenstand vom Auge abzuhalten, der Schirm inwendig oder an seiner untern Fläche mit grünem Flor oder auch mit grüner Leinwand überzogen oder gefüttert werde.

ten immer nur mäſsig seyn und das Ueberheitzen der Zimmer muſs sorgfältig vermieden werden. Die Kranken selbst müssen von den erwärmten Oefen entfernt gehalten, im Gegentheile muſs aber auch jede Erkühlung derselben beim Aufstehen aus dem Bette, bei Verrichtung der Leibesnothdurft u. d. gl. zu vermeiden gesucht und besonders dahin gesehen werden, daſs sie bei solchen Gelegenheiten sich sowohl den Körper als die Füſse hinreichend warm bekleiden.

Uebrigens versteht es sich von selbst, daſs ganz vorzugsweise in solchen Krankenzimmern auf die Reinlichkeit der Lagerstätte, der Leibwäsche und Krankenbekleidung die höchste Sorgfalt verwandt, den Kranken alle Beschäftigungen wobei die Augen einiger Maſsen angestrengt werden, untersagt, das Rauchen der Oefen sorgfältig verhütet, das Durchräuchern der Stuben während der Anwesenheit der Kranken, das Tabackrauchen, das Stauben und das Bestreuen der Fuſsboden mit Sand, strenge verboten und alles abgewendet werden muſs, was nur entfernt als schädliche Potenz auf die erkrankten Augen einwirken könnte.

§. 142.

Die Diät der Kranken muſs zum Theil der Gewohnheit und Leibesbeschaffenheit der

Patienten, zum Theil dem Stadium der Krankheit und der Natur der einzuschlagenden Heilmethode entsprechend, im Allgemeinen daher antiphlogistisch seyn. Wässrige Suppen, Gemüse, Obstspeisen, schleimige Getränke werden für diejenigen Individuen am besten passen, bei denen der Verlauf der Krankheit mehr acut als chronisch ist, die an einem hohen Grade des Uebels leiden und einen sthenischen Habitus und gleichen Charakter von Entzündung wahrnehmen lassen. Bei mehr schwächlichen Subjecten und einem mehr chronischen Verlaufe der Krankheit, so wie in den mindern Graden des Uebels kann eine mehr nährende Diät gereicht werden, besonders da die Kranken stets bei gutem Appetite zu seyn pflegen und über Hunger klagen. Dadurch lasse sich jedoch der Arzt nicht verleiten, dem Kranken eine volle Diät zu erlauben, da sie weder mit der Ruhe und mangelnden Bewegung des Kranken sich verträgt, noch mit der Natur des immer mehr oder minder entzündlichen Leidens im Einklange wäre. Eine reizende gewürzhafte Kost und der Genuſs spirituöser Getränke sind daher vor allem als schädlich zu vermeiden.

§. 143.

Dadurch, daſs der Kranke den wirksamsten Gelegenheitsursachen entzogen und unter andere günstigere Verhältnisse gesetzt wird, als unter denen er von der Krankheit befallen wurde, so wie durch die gehörige Regulirung eines zweckmäſsigen diätetischen Regimens, hat der Arzt schon das Wichtigste gethan, was er in Bezug auf die dritte Indication im ersten und leichtesten Grade des Uebels zu thun im Stande ist; denn eine den Kranken umgebende kühle aber reine und deshalb öfters erneuerte Luft, und das oft wiederholte Waschen der Augen und der Stirngegend mit reinem kalten, zum jedesmaligen Gebrauche immer erneuerten Fluſswasser, ist hinreichend in den beiden ersten Stadien des Uebels die Entzündung in ihrer Geburt zu ersticken und einem weitern Umsichgreifen derselben Schranken zu setzen. Alle warmen und erweichenden Fomentationen muſs ich meiner Erfahrung und Beobachtung gemäſs durchaus als schädlich erklären, indem sie das Auge erschlaffen, die ohnehin vorwaltende Expansion noch mehr erhöhen, den Blutandrang vermehren, das Uebel chronischer machen und den Uebergang in das blennorrhoische Stadium offenbar begünstigen. Wer sich auf die kalten Waschungen von reinem Wasser nicht beschränken und mehr thun aber doch nicht schaden will, kann seinen Kranken das öftere

Benetzen der Augen mit Fliederthee empfehlen oder sich des gelind zertheilenden Augenwassers (Nro. 1.), das den meisten Kranken sehr wohl bekömmt, bedienen.

§. 144.

Hat der Reflex der Entzündung jedoch so weit um sich gegriffen, daſs sich die Krankheit gleich in ihrem Beginne im zweiten oder wohl gar im dritten Grade äuſsert oder geht sie bei ihrer Dauer erst in diese Grade über, so ist zwar dasselbe Heilverfahren indicirt und als nützlich in der Erfahrung nachgewiesen, für sich allein jedoch nicht hinreichend, um eine im weitern Verlaufe der Krankheit sich ausbildende Blennorrhoe zu verhüten. Hier ist es vor allem nothwendig, jede Congestion gegen den Kopf zu mindern und zu verhüten, welches theils durch bloſse Ableitungsmittel, theils durch kräftige Blutentziehungen geschieht. In keiner Krankheit ist es jedoch nöthiger, das, was geschehen muſs, bald und im vollen Umfange in Ausübung zu setzen; denn in den ersten vier und zwanzig oder dreyſsig Stunden nach dem Eintritte eines heftigen Grades der Entzündung muſs dieselbe schon überwunden seyn, weil später die kräftigsten antiphlogistischen Mittel oft nicht mehr im Stande sind, den Ueber gang der Entzündung in partielle oder gänzliche Zerstörung des Sehorgans zu verhüten.

§. 145.

Als Ableitungsmittel können daher in diesem Stadio, warme und reizende Fuſsbäder, kalte Umschläge auf den Kopf, Blutegel an den After, besonders bei vorwaltenden Hämorrhoidalbeschwerden, blutige und trokkene Schröpfköpfe an die Waden, an die Schenkel, in den Nacken und ähnliche das Blutsystem nicht in Aufruhr setzende Mittel zwar in Anwendung gebracht werden, allein das beste und am schnellsten der Indication entsprechende Mittel ist ein starkes Purganz, und unter allen Purganzen entspricht der Absicht aller Erfahrung zu Folge am zweckmäſsigsten eine Mercurial-Purganz. (Nro. 2.)

§. 146.

Die Blutentziehung, die wo möglich noch vor Anwendung der Mercurial-Purganz unternommen werden muſs, geschieht entweder durch die Venaesection oder die Arteriotomie. Erstere ist nur für die geringern Grade der Krankheit und bei sehr schwächlichen Subjecten hinreichend, die vorhandene Indication in Erfüllung zu setzen, und die Arteriotomie verdient daher unbezweifelt den Vorzug vor der Venaesection. Sie ist auch während der

Epidemie in Mainz öfter als hundert Mal und immer mit dem herrlichsten Erfolge in Ausübung gesetzt worden [33]).

Am zweckmäſsigsten wird sie Behufs dieser Krankheit an der Arteria temporalis und zwar, um sicher genug Blut zu bekommen und Nachblutungen vorzubeugen, auf folgende Weise verrichtet:

Nächst dem obern Theile des äuſsern Ohrs sucht man zuerst den durch ihren Pulsschlag bezeichneten Verlauf der Arterie auf. Man entfernt die Haare daselbst und markirt sich die Stelle vorläufig mit einem schwarzen Firnisse, mit Dinte oder irgend etwas ähnlichem. Nun wird die Haut an dieser Stelle in eine kleine Falte aufgehoben und diese auf eine Länge von einem halben bis dreiviertel Zoll durchschnitten. Bei nicht zu fetten Subjecten wird jetzt die Arterie an der Stelle, ehe sie ihre Zweige abgibt, sichtbar; im entgegengesetzten Falle aber muſs sie durch

[33]) Es ist allerdings auch bemerkenswerth, daſs bei allen Individuen, wo die Arteriotomie verrichtet worden war, nicht allein der Verlauf der Krankheit sehr abgekürzt wurde, sondern daſs auch bei allen dadurch Genesenen ohne Ausnahme eine vollständigere und leichtere Reconvalescenz erfolgte, was keineswegs bei jenen der Fall war, bei denen man sich begnugt hatte, die gleiche oder auch eine gröſsere Menge Blutes durch die Venaesection zu entziehen.

Wegnahme des Fettes und Zellstoffes blosgelegt werden. Man öffnet nun mittelst der Lanzette diesen blos gelegten Stamm der Arterie in etwas schräger Richtung, läſst aus ihr die erforderliche, wo möglich bis zur Ohnmacht führende Menge Blutes ausströmen, und unterbindet sie mittelst Umstechung oberhalb und unterhalb der gemachten Oeffnung. Die Hautwundränder werden dann mittelst Heftpflasterstreifen einander genähert, wo sie sich alsdann nach Abfall der Unterbindungsfäden ohne bedeutende Eiterung von selbst zu vereinigen pflegen.

Die gewöhnlichere Methode, die Arteriotomie zu verrichten, einen bloſsen Zweig der Arteria temporalis ein- oder durchzuschneiden, und die Blutstillung der bloſsen Zurückziehung der Arterie überlassen oder selbe wohl gar durch Tamponirung oder sonstige Compression bewirken zu wollen, ist hier alles nicht anwendbar, so sehr auch dieses Verfahren von andern Aerzten und besonders von Farrel [34]) angerühmt wird, weil einzelne Zweige in der Regel zu wenig Blut geben, die Blutstillung durch bloſse Constraction des Arterienzweiges oft Nachblutungen veranlaſst und jeder anhaltende Druck den Augen nachtheilig wäre.

---

[34]) Am angeführten Orte Cap. II.

§. 147.

Man mag sich indessen der einen oder andern Blutentziehungsmethode bedienen, so mufs doch immer der Grundsatz feststehen, dafs eine einzige ergiebige, selbst bis zur Ohnmacht führende und in der möglichst kürzesten Zeitfrist vollführte Blutentziehung, mehr Nutzen leistet, als eine öfter wiederholte aber minder reichhaltige Blutentleerung, oder eine Section der Venae oder Arteriae, aus der das Blut nur Tropfenweise oder in öfters unterbrochenen Zwischenräumen entleert wird. Eine solche Blutentziehung nützt in der Regel zu gar nichts, bleibt wenigstens ohne Erfolg auf das eigentliche Augenleiden und schwächt nur unnöthiger Weise den Kranken, was selbst in Bezug auf den weitern Verlauf der Krankheit von sehr nachtheiligen Folgen seyn kann.

Uebrigens ist es unglaublich, in welchem Grade die Kranken die stärksten Blutentziehungen ohne alle Trübung des Gemeingefühls ertragen, so dafs man in der Regel annehmen kann, dafs der Kranke auf einmal 2 bis 3 Pfund Blut verlieren mufs, wenn die Blutentleerung von einem erwünschten Erfolge seyn soll.

§. 148.

Dies sind nun in diesen beiden heftigen Graden der Krankheit die kräftigsten Mittel, um gleich im Beginne des Uebels dem weitern Umsichgreifen der Entzündung vorzubeugen, ja, was so oft der Erfolg hiervon ist, sie in ihrer fernern Ausbildung gänzlich zu unterbrechen. Nebstbei muſs in diesen Graden des Uebels die Kälte anhaltender in Anwendung gesetzt, die Augen und Stirngegend ununterbrochen mit reinem Fluſswasser mittelst vierfach zusammengelegter leinener Compressen, und wenn dieses nicht hinreichend seyn sollte, mit in Eis gekühltem Wasser, Goulard'schem Bleiwasser (Nro. 3.) mit einer Auflösung von Salmiak und Salpeter (Nro. 4.) kalt fomentirt werden. Das camphorirte Wasser von Bates mit vier, fünf oder sechs Mal so viel destillirtem Wasser verdünnt, ist von Ware sehr gerühmt und auch von Patrick Mac-Gregor wirksam gefunden worden [35]); einfacher kann man sich jedoch in dieser Hinsicht der von Kluyskens [36]) so sehr empfohlenen Mischung aus gleichen Theilen Camphergeist und kalten Wassers als Fo-

[35]) Neue Sammlung auserlesener Abhandlungen I. Theil S. 523.

[36]) Am angef. Orte Seite 70.

ment bedienen, die ich ebenfalls mit Vortheil habe anwenden sehn, meines Erachtens aber doch dem einfachen kalten Wasser, besonders aber der obigen Auflösung von Salmiak und Salpeter in der Mehrzahl der Fälle weit nachstehen muſs.

Die übliche Anwendung des s. g. Conrad'schen Augenwassers oder einer andern Sublimat-Auflösung als Tropfwasser, die hier und da eingeführte Anwendung der reinen oder nur schwach verdünnten Opiumtinktur und alle ähnliche reizende Augenmittel und Tropfwässer sind in diesen Stadien der Entzündung schädlich und ihr Gebrauch daher als verwerflich zu erachten. Gewöhnlich verträgt das Auge in diesem Grade und Entzündungs-Stadium der Krankheit gar keine Tropfwässer, und soll von ihnen Gebrauch gemacht werden, weil es die bis zum Miſsbrauch eingeführte Norm so mit sich bringt, so müssen sie von der mildesten und gelindesten Art seyn, wie z. B. das sub Nro. 1. vorgeschriebene. Indessen wird man immer am besten thun, sich hier blos auf äuſsere Fomentationen zu beschränken.

§. 149.

Leisten indessen diese Mittel nicht den ganz erwünschten Erfolg, oder wurde ihre

Anwendung verabsäumt, so erreicht die Krankheit ihre höchste Ausbildung, der sie dem Grade ihrer Natur nach fähig ist.

Hier sind nun im geringern Grade der Heftigkeit des Uebels gerade dieselben Mittel und in derselben Form in Anwendung zu sezzen, die wir eben bei den heftigern Graden in der frühern Periode des Krankheits-Verlaufes als die zweckmäſsigsten anempfohlen haben. Ist der Grad der Krankheit nur einiger Maſsen bedeutend, so muſs sogleich eine Venaesection instituirt werden. Nebstbei sollen Blutegel an die Schläfen- und Stirngegend rings um die Augen, und hinter die Ohren 10 bis 16 Stück auf einmal gesetzt, die Nachblutung aus den Biſsstellen mehrere Stunden lang unterhalten und auſserdem wiederholte antiphlogistische Purganzen und groſse Gaben von Nitrum in Anwendung gebracht werden.

In den heftigern Graden hingegen muſs ohne allen Zeitverlust die allgemeine Blutentleerung und ganz vorzugsweise die Arteriotomie sogleich wiederholt, und um dem erhöhten plastischen oder Vegetations-Processe desto sicherer Schranken zu setzen, das Calomel alle zweyte bis dritte Stunde zu zwey bis vier Gran pro dosi in Pulverform gegeben werden.

§. 150.

Auf dieser Höhe der Krankheit geschieht es nun nicht selten, daſs die fortgesetzte örtliche Anwendung der Kälte dem Kranken lästig und schmerzhaft wird. Manche Kranke beklagen sich über ein brennendes Gefühl in ihren Augen und wollen durchaus die Ueberschläge von kaltem Wasser nicht länger dulden. Der Arzt lasse sich jedoch durch diese Erscheinungen ja nicht verleiten, etwa diese kalten Fomentationen sogleich mit warmen zu vertauschen, wenn er übrigens den Uebergang der Entzündung in eine perverse und eiterartige Schleimsecretion nicht binnen wenigen Stunden befördern will. Er wähle im Gegentheile ein anderes Mittel z. B. ein schwaches Bleiwasser oder Kluyskens Kampferwasser (§. 148.) als fortzusetzendes Foment, oder er setze alle Umschläge durch vier bis fünf Stunden gänzlich aus, wende nachher die Kälte neuerdings wieder an, und er wird alsdann finden, daſs sie nicht allein vom Kranken sehr gut vertragen wird, sondern auch als ein die Beschwerden linderndes und die Krankheit zur glücklichen Entscheidung führendes Mittel in Gebrauch gezogen werden kann und muſs.

§. 151.

Trotz den heftigsten Blutentleerungen, dem Gebrauche des Calomels und der ausdauerndsten örtlichen Anwendung der Kälte gibt es dennoch Fälle, wo der Uebergang der Entzündung in eiterartige Schleimsecretion, ja in wahre Eiterung, nicht ganz verhütet werden kann. Dies ist der Fall, wo die fortgesetzte Anwendung der Kälte nicht allein unnütz, sondern auch schädlich werden kann. Sobald also der Moment der Eiterung bereits eingetreten ist, oder die bisher weiſse dünne schaumigte Schleimsecretion in einen dicklichen gelben oder gelbgrünen Ausfluſs sich bereits verwandelt hat, so müssen solche Mittel in Anwendung gebracht werden, welche im Stande sind, die gesunkene Energie der Venen und Saugadern wieder zu heben. Hierher gehört nun die Anwendung der Fomente Nro. 5. und 6., die ich in diesen Fällen aus Erfahrung empfehlen kann, und deren Wahl, ob das eine oder andere vorzugsweise in Gebrauch zu ziehen sey, von dem individuellen Reizvertrage der Patienten selbst abhängt.

Nebstbei muſs in diesem Falle das von Schleim und Eiter triefende Auge von Zeit zu Zeit mit einem reinen, kleinen in Malven-Decoct getränkten Schwamme behutsam gereiniget und der zwischen der Augenliedspalte gesammelte Schleim ausgespült, keineswegs aber mittelst einer Spritze ausgespritzt oder durch eine sonstige krude Behandlung aus dem Auge weggewischt werden. Gut ist es in dieser Hinsicht auch, wenn die Kranken in einer mehr aufrechten oder sitzenden Stellung öfters verweilen, um dadurch den freien Ausfluſs des Schleimes und Eiters aus dem Auge zu begünstigen. Sobald es alsdann der Reizvertrag des Auges nur einiger Maſsen zuläſst, muſs die Sydenhamsche Opiumtinktur, und zwar anfänglich mit zwei bis drei Theilen Wasser dann weniger verdünnt, und endlich pur, zwey Mal täglich ins Auge geträufelt, oder mittelst eines feinen Miniaturpinsels gestrichen werden.

§. 152.

Um der Coliquation des Auges desto sicherer vorzubeugen, muſs diese örtliche Behandlung auch durch eine allgemeine kräftig unterstützt werden, zu welchem Behufe die innerliche und ernste Anwendung der China, die sich nur in leichtern aber durchaus nicht in allen Fallen durch den aromatischen Calmus und andere bittere gewürzhafte Mittel ersezzen läſst, vorzugsweise zu empfehlen ist. Endlich ist dies auch der Zeitraum, in welchem Senf- und spanische Fliegenpflaster in Nacken auf die Arme, hinter die Ohren und auf die Schläfengegend gesetzt, oder auch die Anwendung des Authenrieth'schen unguenti acris, nach der Wenzel'schen Vorschrift (Nro 6) um eine allgemeine hinreichende Erregung, Ableitung und vicariirende Thätigkeit hervorzurufen, ihren Platz finden. In letzterer Beziehung ist jedoch noch zu merken, daſs immer mit jenen örtlichen Irritationen, die nicht unmittelbar am Kopfe selbst, sondern in andern, aber dem Kopfe nahe liegenden Regionen, wie z. B. an den Oberarmflächen und im Nacken angebracht werden sollen, der Anfang gemacht werden muſs, und daſs, so lange der Kopf an krankhaft erhöhter Reizbarkeit noch selbst leidet, jede Anwendung eines Reizmittels am Kopfe selbst leicht nachtheilig für das etwa noch entzündete und aufgeregte Auge werden kann, und das um so mehr, je näher die Stelle dem Auge selbst liegt, die hierzu gewählt wird. Dagegen verdient im spätern und mehr chronischen Verlaufe der Krankheit und bei tief gesunkener Energie des Auges die Anwendung äuſserer Reizmittel an den letzt benannten Stellen unstreitig den Vorzug vor der ersten mehr üblichen und gewöhnlich nur auf Derivation vom Auge berechneten Methode. Uebrigens kann ein in den niedern Graden der Krankheit bei Zeiten in Anwendung gesetztes groſses Fliegenpflaster und ein dadurch herbeigeführtes Hautleiden eine so wohlthätige Revulsion vom Auge veranlassen, daſs die Krankheit dadurch in ihrer fernern Ausbildung selbst unterbrochen wird, wie es andere Beispiele von zufälligen Hautkrankheiten sattsam bewiesen haben (§. 54.) [37]).

§. 153.

Erträgt der Kranke die feuchte und kalte Behandlung durchaus nicht, was zwar selten aber doch bei sehr sensiblen an catarrhalischen und rheumatischen Beschwerden leidenden Kranken manches Mal der Fall ist, so verdient die feuchte warme Behandlung des Auges vor der

---

37) Auch andere das Hautorgan vorzugsweise in Anspruch nehmende Mittel, besonders jene, welche einen über den ganzen Körper verbreiteten Schweifs veranlassen, scheinen auf ähnliche Weise zu wirken, und die Ausbildung der Krankheit in ihrem Beginne zu unterbrechen im Stande zu seyn. Beachtenswerth sind in dieser Hinsicht die Erfahrungen des Regiments-Arztes Müller in Mainz, welche er in der letzten Periode der Epidemie zu machen Gelegenheit hatte.

Wie gewöhnlich erhielt der neu angekommene Augenkranke ein allgemeines Reinigungsbad, worauf sogleich, wenn nicht besondere Gegenanzeigen vorhanden waren, eine Venaesection von 1½ Pfund Blut und darüber instituirt wurde. Nun erhielt der Kranke den Tag über alle zweite Stunde und des Abends stündlich einen halben Efslöffel voll Liquoris ammonii acetici mit Fliederthee, und wurde zugleich in wollene Decken gut eingehüllt. Hierdurch kam er schon den ersten Abend seines Eintritts in das Hospital in einen aufserordentlichen Schweifs, der gehörig abgewartet und die nächstfolgenden Abende durch Darreichung desselben Mittels aufs Neue erzeugt und sorg-

der Anwendung der trockenen Wärme, aller Erfahrung zu Folge den Vorzug. In dieser Hinsicht bedient man sich gleich im Anfange der Krankheit am besten der schon angegebenen Fomentationen Nro. 5 und 6. Verträgt aber der Kranke auch diese nicht und durchaus nichts Nasses, es mag warm oder kalt aufs Auge gebracht werden, so verdient die Anwendung einfacher camphorirter Leinwandlappen, die man öfters erneuert über das Auge herabhängen läſst, den Vorzug vor den so sehr

fältig unterhalten wurde. Nebstbei wurden die Augen mit kaltem Wasser fomentirt und auf tägliche Stuhlentleerung Rücksicht genommen. Gewöhnlich zeigten sich schon den folgenden Tag deutliche Spuren von Abspannung und Besserung der entzündeten Augen, und in vielen Fällen konnten die Kranken schon nach 8 bis 10 Tagen, nachdem sie vorher wie alle übrigen Reconvalescenten einige Unzen China verbraucht hatten, als vollkommen geheilt wieder entlassen werden.

Diese Methode hat sich auch nach spätern und den letzten Berichten von Mainz aus in vielen Fällen als bewährt nachgewiesen, und was früher ein mehr schulgerechtes gelind diaphoretisches Verfahren zu erzielen nicht vermochte, scheint ein gewaltsam hervorgerufener Schweiſs erzwingen zu können. In Fällen hingegen, wo bereits die erste Periode der Krankheit verstrichen war, führte diese Methode nur eine scheinbare Besserung der erkrankten Augengebilde herbei, keineswegs aber eine baldige Entscheidung der Krankheit selbst. Sie scheint daher nur im Beginne der Krankheit und in den leichtern Graden derselben ihre Anwendung zu finden.

gebräuchlichen, seltner einer Erneuerung fähigen und das Auge stets belästigenden Kräuterkissen, die oft dadurch noch, daſs sie so haufig auch mit feinen Krautern, Pulvern, Bohnenmehl und ähnlichen Dingen gefüllt werden, die durch die Leinwand dringen und ins Auge fallen, recht sehr schädlich werden können. Uebrigens ist bei jeder dieser Behandlungsweisen die Prognose im Allgemeinen schlimmer als bei der ganz einfachen kalten und feuchten Behandlung zu stellen. Es gibt keine gepriesene Methode, die ich nicht angewandt und Kunst gemäſs durchgeführt hätte; die Kälte allein aber ist meiner Erfahrung und Beobachtung zu Folge das einzige Mittel, die in der bei weitem gröſsern Mehrzahl der Fälle diesen eigenthümlichen Krankheitszustand des Auges so zu metamorphosiren im Stande ist, daſs eine günstige Entscheidung hiervon zu erwarten steht.

§. 154.

Mehrere während dem Verlaufe des zweiten Stadiums eintretende Erscheinungen und Zufälle erfordern indessen eine besondere Aufmerksamkeit und ärztliche Behandlung.

Hierher gehören vorzüglich:

1) Ein heftiger Augenschmerz, der nach allen vorhergegangenen Aderlässen und dem Gebrauche des Calomels noch fortwährt,

und besonders den Kranken zur Nachtzeit periodisch befallt.

In diesem Falle ist das Calomel mit einer kleinen Gabe Opium oder mit einigen Granen des Hyosciamus - Extracts in Verbindung zu setzen. Nebstbei träufelt man die *Aqua destilata opii* (Nro. 8.) wiederholt ins Auge, reibt die mit Laudanum versetzte Mercurial-Salbe (Nro. 9.), oder, was noch wirksamer zu seyn pflegt, Calomel mit Opium (Nro. 10.) mittelst des Speichels in die Stirn- und Augenbraungegend ein. In hartnäckigen Fällen thut ein gegebenes Brechmittel oft Wunder. Auch kann man sich des Rathes, den Kluyskens [38]) diesfalls giebt, bedienen, und den Kranken beim Anfalle des Schmerzes aufstehn und ihn einige Zeit umhergehen lassen, worauf die Heftigkeit des Anfalls sich bald und eben so zu vermindern pflegt, wie nach Stoll's Beobachtung [39]) die Heftigkeit eines Fieberparoxismus vermindert werden kann, wenn der Kranke sich durch die Dauer desselben in aufrechter Stellung befindet. Allein da eben diese Schmerzen gleich den Fieber-Paroxismen nur periodisch erscheinen, so fand Kluyskens nichts so wirksam und dienlich, um diesen An-

[38]) Am angeführten Orte Seite 86.

[39]) Ratio medendi. Tom. III. Viennae 1780. pag. 109.

fällen vorzubeugen als den Gebrauch der China in reichlichen Gaben. Eine Erfahrung, die sich bei der Epidemie in Mainz als bewährt nachgewiesen hat, und die daher alle Empfehlung verdient.

Ein anderes wirksames Mittel, die schmerzhafte Spannung im Auge schnell zu beseitigen, ist der Hornhautstich und die dadurch bewirkte Entleerung der wässrigen Feuchtigkeit. Diese zuerst von Wardrop [40]) in Anwendung gebrachte Operation ist bereits vielseitig mit dem besten Erfolge verübt worden. Patrick MacGregor hat sie bei dieser Augenentzündung 22 Mal mit einem so glücklichen Erfolge unternommen, dafs er sich dadurch aufgefordert fühlte, sie sehr zu empfehlen [41]). Kluyskens hat sich gleichfalls in ähnlichen Fallen ihrer bedient und sie sehr heilsam gefunden [42]). Auch in Mainz ist sie von dem Regiments-Arzte Müller meines Wissens in fünf Fällen verübt worden und der Erfolg war in drey von diesen Fällen sehr entsprechend. Allein Kluyskens hat vollkommen recht, wenn er behauptet, dafs diese Operation keineswegs und

[40]) In den medico chirurgical Transactions. Vol. III. Siehe auch Rust's Magazin fur die gesammte Heilkunde. Berlin 1818. III. Band. Seite 76.

[41]) Am angef. Orte.

[42]) Am angef. Orte S. 77.

am wenigsten bei dieser Augenentzündung so leicht und gefahrlos zu verüben sey, als man gemeinhin annimmt. Man denke sich nur die Schwierigkeit, bei der oft gleichzeitig vorhandenen großsen Anschwellung der Augenlieder das Auge gehörig zu öffnen, dann das geöffnete, entzündete, schmerzhafte und nicht selten lichtscheue Auge gehörig zu fixiren und dem zur Operation nöthigen Lichte auszusetzen, um den Einstich in die Hornhaut, er mag nun mit einem gewöhnlichen Hornhautmesser oder mit der von Ware dazu empfohlenen hohlen Staarnadel geschehen, so machen zu können, daſs er weder zu sehr in die Mitte, der Pupille gegenüber, falle, noch die Iris dabei verletzt werde, und man wird bald einsehen, daſs diese Operation in den seltensten Fällen dieser Augenentzündung ihre Anwendung finden könne; ganz abgesehn davon, daſs der Sitz der Krankheit eigentlich in der Conjunctiva des Augapfels und nicht in der Cornea selbst ist und erstere sich daher oft so wulstig über die ganze Cornea legt, daſs letztere gar nicht zu sehen ist.

2) Partieller Vorfall der Iris. Dieser Zufall erfordert die gröſste Aufmerksamkeit des Arztes, weil nicht allein dadurch zur Ausbildung einer unheilbaren staphylomatösen Metamorphose, und hiermit zu einer stärkern oder geringern Beschränkung, ja zur gänzli-

chen Aufhebung des Gesichts, sondern auch zur völligen Destruction des Auges Gelegenheit gegeben ist. Das beste Mittel, dessen sich der Arzt hier bedienen kann und welches in diesem Stadio der Entzündung, unbeschadet des weitern Verlaufs der Krankheit, auch das Auge zu vertragen im Stande ist, ist die Einträuflung einer Auflösung des Belladonna Extracts (Nro. 11) oder eines Aufgusses der Wurzel, wodurch oft schnell der zu beabsichtigende Rücktritt des vorgefallenen Theils der Iris bewerkstelliget wird. Sobald es übrigens der Reizvertrag des Auges nur immer erlaubt, ist außer dem Gebrauche einer mit Opium und Bleizucker versetzten Auflösung des Lapidis divini in Form eines Augentropfwassers (Nro. 12.) und die tägliche blos auf den Vorfall beschränkte Anwendung der reinen Sydenhamschen Tinctur, mittelst eines feinen Pinsels, dringend indicirt, um den Rücktritt des Vorfalls desto sicherer, und, wenn dies nicht mehr möglich wäre, das Verwachsen desselben mit der Hornhaut zu bewirken und so einem weitern Vordrängen der Iris, einer gänzlichen Verzerrung oder Verschließung der Pupille, so wie der Ausbildung eines Staphyloms selbst, vorzubeugen.

3) Hornhautgeschwüre. Sie sind die gewöhnlichen Vorläufer eines Hornhaut-

bruches und dadurch veranlaſsten Vorfalles der Iris; oft sind sie auch die Begleiter des 3ten und 4ten Stadiums der Krankheit. Ob sie gleich bei einer allgemeinen zweckmäſsigen Behandlung der Entzündung des Auges oft von selbst und ohne allen Nachtheil für das Sehvermögen zu verschwinden pflegen, so geben sie doch auch nicht selten zu einer Menge, zum Theil ganz unheilbarer Nachkrankheiten, Veranlassung. Immer erheischen sie daher eine genaue Beachtung und ärztliche Pflege; leider sind sie aber, wenn sie schon im zweiten Stadio des Krankheitsverlaufes sich ausgebildet haben, in dem Zustande, in welchem das Auge in dieser Periode der Krankheit sich so häufig befindet, gar nicht entdeckbar. Uebrigens erheischen sie, in wiefern es nur immer das Stadium der Krankheit und der Reizvertrag des Auges erlaubt, die sorgsame Anwendung der obigen Auflösung des Lapidis divini (Nro 12.) und der mehr oder minder verdünnten Opiattinctur.

4) Umstülpung der Augenlieder, vorzugsweise des obern. Dies ist gewöhnlich die Folge einer überhand genommenen Substanzwucherung am Ende des 2ten Stadiums der Krankheit und nicht selten wird sie auch bei der vorhandenen Geneigtheit des Augenliedes, sich nach auſsen umzukehren, von

den Wart-Arzten selbst durch crude und unvorsichtige Behandlung, besonders bei dem gewaltsamen Oeffnen der Augen, veranlaſst.

Dieser Zufall erfordert sogleich die dreiste Anwendung der Sydenham'schen Tinktur, womit die nach auſsen gekehrte wuchernde Conjunctiva des Augenliedes öfters des Tags und zwar alle zweite, dritte Stunde bestrichen werden muſs. Stülpt sich hierauf das Augenlied nicht bald und von selbst wieder ein, so wird dies oft noch durch Anwendung des Höllensteins bewirkt, mit dem man die ganze sich darbietende Fläche der aufgelockerten Conjunctiva bestreicht. Hilft aber auch dies nicht, so ist es nothwendig, die Einstülpung auf eine mechanische Weise, weil sie später sonst gar nicht mehr möglich ist, und der Zustand chronisch wird, zu verrichten. Man bestreicht zu diesem Behufe die Spitze des Daumens und Zeigefingers beider Hände mit frischer ungesalzener Butter, faſst mit den Fingern der einen und der andern Hand den umgestülpten Knorpel des Augenliedes, und zwar, wenn die Geschwulst der Conjunctiva noch ziemlich natürlich beschaffen ist, am innern und äuſsern Augenwinkel, wenn sie aber bereits schon fest und körnig geworden wäre, mehr in der Mitte des Augenliedes, zieht den Knorpel ein wenig in die

Höhe und dann rasch nach abwärts, durch welches Handwirken das umgestülpte Augenlied sich gewöhnlich plötzlich wieder einzustülpen pflegt.

§. 55.

So wie die abnorme Schleimsecretion sich vermindert hat, oder wenn die Entzündung wirklich in einen mehr eiterähnlichen Zustand übergegangen war, der gelbe dicke Ausfluſs wieder weiſs und schaumartig zu werden anfängt, ist auch die gröſste Gefahr für das Auge vorüber, und es ist nun an der Zeit, um dem Uebergange des Uebels in einen chronischen Zustand vorzubeugen, eine mehr reizende und stiptische Behandlung örtlich einzuleiten. Dies ist nun der Zeitraum, in welchem die Anwendung des Sublimats, in Form von Augen- und Tropfwässern mit und ohne dem Zusatze von Opium und Bleiextract (Nro. 13. 14.), wenn er nur nicht allzufrüh oder in zu starker Gabe verordnet wird, ganz vorzügliche Dienste leistet. Hierher gehört ferner die Anwendung des Lapidis divini in der schon angegebenen (Nro. 12.), oder auch in einer einfachern Form (Nro. 15.) die öfter des Tags wiederholte Application der verdünnten und reinen Opiumtinctur mittelst eines Pinsels, und endlich die Anwendung des rothen

Präcipitats, der Tutia, des Bolus und ähnlicher Dinge in Salbenform (Nro. 16. 17. 18. 19.), unter denen ich die Vorschrift sub (Nro. 16.) aus vielseitiger eigener Erfahrung am meisten empfehlen kann, so wenig ich auch im Allgemeinen den gewöhnlichen Augensalben bei dieser Augenkrankheitsform das Wort zu sprechen vermag.

§. 156.

Alle diese Mittel dürfen aber keineswegs, selbst in diesem letzten Stadio der Krankheit, ohne gehörige Modification und Auswahl auf eine roh empirische Weise, sondern nach einzelnen vorhandenen Indicationen in Anwendung gesetzt werden. So verdient z. B. bei vorhandener laxer Auflockerung der Bindehaut die reine Opiattinctur, bei vorhandenen Geschwüren der Conjunctiva und Hornhaut, der Lapis divinus oder eine Sublimat-Auflösung, und zwar letztere in Verbindungmit Bleiextract, (Nro. 14) was auch der Chemiker immer dagegen einwenden mag, vor allen übrigen und ähnlichen Zusammensetzungen den Vorzug. Bei chronisch werdender anomaler Schleimsecretion können dann diesen Mitteln die Salbenbereitungen mit rothem Präcipitate folgen, und eben so kann hier die bei Blennorrhoeen des Thränensacks nicht genug zu empfehlende Aqua Saphirina (Nro. 20.) auch ihre Anwendung finden. Ist übrigens ein bedeutender Grad von zurückgebliebener und gleichsam habituell gewordener Lichtscheue vorhanden, so ist sowohl in diesem Falle als in jedem Stadio des Krankheits-Verlaufes, wo dieses Symptom prädominirend hervortritt, eine starke Auflösung des Borax (Nro. 21.) als Foment über das Auge das wirksamste Mittel, das ich in diesem Falle zu empfehlen im Stande bin. Von ähnlicher Wirksamkeit soll nach den Erfahrungen des Regimentsarztes Müller auch eine Auflösung des rohen Alauns seyn.

§. 157.

Merkwürdig ist es indeſs, daſs bei dieser Augenentzündung alle Mittel in Salbenform bei weitem den Nutzen nicht leisten, den man sich von ihnen verspricht und den sie im letzten Stadio ähnlicher Krankheitsformen sonst zu leisten pflegen. Die Ursache hiervon mag wohl theils in dem Umstande liegen, daſs bei dieser Entzündungsform im letzten Stadio keine wahre Eiterung, keine Excoriationen, wie sie so häufig bei den wahren catarrhösen und sonstigen Augenliederdrüsen-Entzündungen angetroffen werden und in welchen Fällen vorzugsweise diese Augensalben ihre Anwendung finden, zugegen sind, und theils scheint das Vehikel dieser Augenmittel, das Fett, bei der hohen Laxität der Gefäſse und insonderheit der ganzen Bindehaut, nicht wohl vertragen zu werden und mit der zu erfüllenden Indication im Widerspruche zu stehn. In wiefern es sich also um die Wiederherstellung des Tons in den sehr erschlafften Gebilden des Auges handelt, was allerdings die häufigste Anzeige im letzten Stadio der Krankheit ist, so verdienen alle Mittel in tropfbarer Form im Allgemeinen den Vorzug vor den gewöhnlichern Augensalben.

§. 158.

Hierin mag also der Grund liegen, daſs ich von dem oftern Bestreichen der widernatürlich gerötheten, mehr oder minder wulstig hervorgetriebenen und gleichsam sarcomatös gewordenen Conjunctiva der Augenlieder, mit der reinen Opiattinctur, oder mit der sehr wirksamen Vitriolauflösung (Nro. 32.) weit mehr Nutzen gesehn habe als von der Anwendung der stärksten Mittel in Salbenformen. Auch verdient in dieser Hinsicht die höchst verdünnte Schwefelsäure in Form eines Augenwassers (Nro 23.) [43]), und die Auflösung des

---

[43]) Die Mittheilung dieses Mittels verdanke ich dem verdienstvollen Regimentsarzte Müller in Mainz. Es ist

salpetersauern Silbers (Nro 24.) welche schon von

---

eine Nachahmung des John Williamsschen geheim gehaltenen Augenwassers, mit dem er, nach Sitte aller Charlatane, alle Augenkrankheiten zu heilen, alle Blinde wieder sehend zu machen vorgibt, und zu dessen Empfehlung er ein ganzes Buch voll Wunderkuren und Dank-Addressen (Traité des Maladies des yeux, par John Williams) in die Welt geschickt hat. Das allgemein verbreitete Gerücht von der Menge Augenkranker in Mainz führte ihn auch dahin, um seinen Wirkungskreis daselbst aufschlagen zu können. Zur Ehre des Grofsherzoglich Hessischen Medicinal-Collegiums sey es indessen gesagt, dafs Herrn Williams, da er weder Arzt noch Wundarzt, noch Augenarzt ist, und nichts weiter weifs, als sein Arcanum in Anwendung zu setzen, das Handwerk daselbst bald gelegt wurde. Indessen war es doch nicht zu verkennen, dafs sein Mittel in einigen Fällen eine grofse, oft auch ganz unerwartete Wirksamkeit zeigte. Allen sinnlich wahrnehmbaren Eigenschaften nach schien eine Mineralsäure in demselben als vorherrschend sich zu zeigen, die sich auch bei der vorgenommenen chemischen Analyse als Schwefelsäure zu erkennen gab. Metalle oder sonstige andere Substanzen waren darin nicht zu entdecken, und man vermuthete daher wohl mit Recht, dafs der wirksamste Bestandtheil dieser Flüssigkeit die vorgefundene Schwefelsäure sey, das übrige Gemengsel, wodurch die Mischung eine dickere Consistenz, eine braune Farbe und einen etwas brennzlichten und aromatischen Geruch erhalte, weniger bedeutend seyn dürfte, vielleicht auch vom Besitzer des Arcanums blofs zur Täuschung hinzugesetzt werde. Der Erfolg bestätigte die Richtigkeit dieser Voraussetzung hinreichend; denn ein einfaches Gemisch der concentrirten und gereinigten Schwefelsäure mit Wasser wirkte ganz dem Williamschen Augenwasser analog, und hat sich im chronischen Stadio der Bindehautentzündung, bei vorwalten-

Patrick Mac-Gregor [44]) empfohlen worden, gewiſs unsere volle Aufmerksamkeit. Die Wirksamkeit beider Mittel kann ich bereits aus eigener Erfahrung bestätigen und von ersterer gilt alles das, nur in einem noch vorzüglichern Grade, was Mac-Gregor von seiner Auflösung des salpetersauern Silbers sagt: nämlich, daſs er sich derselben nicht allein in ihrer schwächern Bereitung zur Verminderung der anomalen Schleimsecretion und zur Vermehrung des Tons der erschlafften Gebilde mit dem entschiedensten Erfolge bedient, sondern daſs sie sich auch in ihrer stärkern Form, zur Entfernung zurückgebliebener leucomatöser Hornhaut-Metamorphosen, weit wirksamer als irgend ein anderes Mittel gezeigt habe.

---

der Expansion derselben, bei Hornhautgeschwüren, leucomatösen Trübungen und beginnenden Staphylomen als ein sehr wirksames und schnelle Besserung herbeiführendes Augenheilmittel bewährt. Contraindicirt ist die Anwendung dieses Augentropfwassers nur im hitzigen Zeitraume der Entzündung und bei groſser Reizbarkeit der Augen. Auſser diesen Fällen gibt es nur wenig Kranke, welche die Anwendung dieses Mittels nicht vertragen. Wo übrigens ein länger anhaltender Gebrauch desselben erforderlich wird, muſs es nach und nach verstärkt (zu 4 bis 6 Tropfen Acidum concentratum auf eine Unze Wasser) angewendet werden.

[44]) Am angeführten Orte.

§. 159.

Wenn hingegen trotz der fleiſsigen Anwendung aller dieser Mittel die Reconvalescenz sich dennoch in die Länge zieht und die Conjunctiva des Augenliedes in ihren ganz normalen Zustand nicht zurückgeführt werden kann, so muſs die entartete Bindehaut ohne weiteres mit dem Messer oder der Scheere rein weggenommen werden. Hiermit muſs man um so weniger säumen, als die Erfahrung bereits hinreichend gelehrt hat, daſs diese ganze Operation mit dem herrlichsten Erfolge und ohne allen Nachtheil für das Auge oft und wiederholt unternommen worden ist, und der Kranke so lange einer Recidive ausgesetzt bleibt, ja, ohne selbst von neuem wieder augenkrank zu werden, die Krankheit auf andere Individuen übertragen kann, so lange diese Abnormität der Bindehaut, als der eigenthümliche Behälter des Contagiums, vorhanden ist.

§. 160.

In manchen Fällen ist aber auch nicht einmal die wiederholte Ausschneidung im Stande, diese Abnormität vollständig und dauerhaft zu beseitigen, und solche Fälle sind häufig bei den Reconvalescenten der Mainzer Epidemie vorgekommen. Die kaum ausgerottete Abnormität der Bindehaut wuchert dann immer wieder von neuem hervor und es kömmt nun darauf an, den durch die Krankheit gesetzten eigenthümlichen After-Reproductions-Procefs durch totale Umstimmung der Vitalität der Bindehaut zu heben. Hierzu sind nun die kraftigsten und eingreifendsten Mittel erforderlich, als die Anwendung einer hinreichend starken Auflösung des *Hydrargyri muriatici corrosivi*, des *Cupri acetici*, des *Kali caustici*, einer verdünnten Auflösung des *Acidi muriatici* und ähnlicher, welche mittelst eines Pinsels vorsichtig auf die wuchernde Stelle der Augenlieder taglich ein Mal, oder auch alle zweite oder dritte Tage, nach Verschiedenheit des Reizvertrages, aufgetragen werden; ferner gehört hierher die Anwendung des *Calomels* und des *rothen Pracipitats* in Pulverform, und zwar letztern in Verbindung mit der Hälfte Zucker, so wie das öftere Bestreichen der afterorganisirten Oberfläche mit dem *Lapis infernalis* oder, was in diesen Fallen noch wirksamer zu seyn pflegt, des *Kali caustici*; lauter Mittel, die zwar nicht ohne die gehörige Vorschrift, die übrigen Theile des Auges damit zu beschädigen und ohne gehörige Auswahl nach der Verschiedenheit ihrer ätzenden Eigenschaft und des vorhandenen Krankheits-Grades, in Anwendung gesetzt werden dürfen, deren

ren Nutzen sich aber in der Erfahrung bereits hinreichend nachgewiesen hat. Uebrigens ist es unglaublich, welche Reize und Eindrücke das Auge in diesem Zustande zu ertragen im Stande ist, ohne im mindesten dadurch alterirt zu werden.

Hieraus allein läſst es sich auch nur erklären, daſs in mehreren Fällen die eben genannten Caustica nicht einmal hinreichend waren, der gesetzten Indication Genüge zu leisten, und daſs man in eben diesen Fällen selbst zur Anwendung von Arsenical-Mitteln, oder was ich am wirksamsten gefunden habe, zur vorsichtigen Anwendung der concentrirten Vitriol-Säure (nach der Vorschrift sub Nro. 25.) und zur kunstgemäſsen Application des Glüheisens dreist seine Zuflucht nehmen kann und soll.

Endlich gilt auch hier der Grundsatz, daſs die stärkern und wirksamern Mittel nur in den höhern und höchsten Graden der Krankheit, die minder eingreifenden hingegen in den ersten und leichten Graden des Uebels ihre Anwendung finden müssen. [45])

---

[45]) Merkwürdig sind unter andern die Erfahrungen, die der Regimentsarzt Müller in Mainz in dieser Hinsicht zu machen Gelegenheit hatte. Sie bestätigen ganz die Richtigkeit des Satzes, daſs im vierten Stadio dieses Augenleidens nichts mehr von der Anwendung der gewöhnlichern Augentropf- und Umschlags-Wässer, so wie von allen

§. 161.

Die örtliche Behandlung für sich allein ist aber auch in den beiden letzten Stadien der Krankheit nicht hinreichend eine schnelle Reconvalescenz herbeizuführen, wenn nicht mit ihr eine allgemeine theils stärkende theils mischungsumändernde Heilmethode verbunden, und ein derselben anpassendes diätetisches Regimen (§. 142.) zugleich eingeleitet wird. In dieser Hinsicht ist nun aller Erfahrung zu Folge der anhaltende Gebrauch der *China* in Substanz zu zwei Drachmen bis zu einer halben

---

Mitteln in Salbenform, zu erwarten sey, sondern dafs alle diese Mittel nunmehr dem Auftragen der schärfer eingreifenden Arzneien mittelst des Pinsels, die sich in diesem Stadio der Krankheit nur allein noch hülfreich zeigen, Platz machen müssen; dafs diese Mittel aber auch keineswegs auf eine roh empirische Weise, sondern unter steter Berücksichtigung ihrer zerstörenden Kräfte und der Gröfse der vorhandenen Expansion und sarcomatösen Wucherung in Anwendung gesetzt werden müssen, wenn sie wirklich die Hülfe, die man von ihnen voraussetzt, herbeiführen sollen.

Im ersten Grade des Uebels fand Herr Müller eine Auflösung von 2 Gran des ätzenden Quecksilber-Sublimats, oder von einem bis 3 Gran Cupri acetici in einer Unce Wasser am dienlichsten.

Im zweiten Grade des Leidens nahm die Anwendung einer Auflösung des Zinci sulphurici in albumine ovi (Nro. 22.) den ersten Platz unter allen hierher gehörigen Mitteln ein, und wurde deshalb auch am häufigsten gebraucht. Doch hat auch dieses Mittel mit jedem andern das gemein, dafs es bei lan-

Unce täglich, entweder für sich allein oder auch in Verbindung mit *Calomel*, den Plummerschen Pillen oder Pulvern, dem *Aethiops antimonialis*, dem *Guajac* (Nro. 26. 27. 28.) und ähnlichen Mitteln, deren Auswahl der behandelnde Arzt nach den verschiedenen vorhandenen Nebenindicationen zu treffen wissen wird, dringend angezeigt. Eben so ist bei chronisch und habituell werdender Schleimsecretion die Anwendung der Seidelbastrinde an die Arme, und die Unterhaltung der etwa schon vorhandenen

---

ger anhaltender Anwendung seine Wirksamkeit endlich verliert und daher öfters mit andern Mitteln gewechselt werden muſs. Zu diesem Behufe leisteten nun die besten Dienste

1.) das Calomel in Pulverform mittelst eines Myrthenblatts oder Pinsels aufgetragen;

2) der rothe Präcipitat mit der Hälfte Zucker gemengt auf dieselbe Weise angewandt;

3) das Kali causticum in einer Auflösung zu ½ Drachme in einer Unce Wasser;

4) der Arsenik in einer Auflösung von 2 bis 3 Gran in einer Unce Wasser, welchem Mittel Herr Müller eine vorzugsweise Wirksamkeit beilegt, und von dem er sogar behauptet, daſs es in seiner stärksten Form weniger corrodirend und Schmerz erregend als jedes andere Causticum wirke, und deshalb auch allenthalben da ganz vorzüglich seine Anwendung finde, wo andere Mittel zu scharf und zu schmerzhaft eingreifen und nicht vertragen werden.

Bei zurückgebliebenen und selbst durch das Messer nicht ausrottbaren Afterproductionen der Bindehaut der

künstlichen Geschwüre ja nicht zu verabsäumen.

Uebrigens bekommen allen diesen Kranken in den letzten Stadien des Uebels tägliche mäfsige Körperbewegungen in heiterer freier Luft sehr gut, und das volle Licht, das an-

---

Augenlieder nach dem dritten Grade des Uebels; wirkten ihm endlich der Absicht am meisten entsprechend:

1) das Kali causticum in Substanz, mit welchem die afterorganisirte Oberfläche alle 2te oder 3te Tage bestrichen werden mufs;

2) das Cuprum aceticum in einer Auflösung zu 8 Gran in einer Unce Wasser;

3) das Acidum muriaticum mit drei Theilen Wasser verdünnt; und

4) der Arsenik zu 8 Gran in einer Drachme Wasser oder soviel nur das Wasser aufzulösen vermochte.

Dafs bei der Anwendung dieser und aller ähnlichen Mittel die nöthige Vorsicht nicht vernachlafsiget werden darf, damit der Augapfel selbst dadurch nicht beleidiget werde, ist schon oben angedeutet worden. Am besten wird man dies dadurch bewerkstelligen können, wenn man das wuchernde Augenlied durch einen gelinden, mittelst des Zeigefingers von aufsen an den Augengrubenrand angebrachten Druck umzustülpen sucht, was in diesen Fallen sehr leicht zu geschehen pflegt, oder wenn dies nicht vollführt werden könnte, dasselbe vom Augapfel abzieht, dann das beabsichtigte Aetzmittel mittelst eines feinen und nur schwach eingetauchten Miniatur-Pinsels aufträgt, und das Augenlied so lange umgestülpt oder vom Auge abgezogen erhält, bis dasselbe gehörig eingewirkt hat, wornach man alsdann mittelst eines andern schon in Bereitschaft gehaltenen gröfsern Pinsels einige Tropfen Milch oder einer gummichten Auflösung ins Auge fallen läfst.

fänglich vom Auge sorgfältig abgehalten werden mußte, thut nun den Augen sehr wohl.

§. 162.

Setzt man nun alle die hier gegebenen sowohl medicinisch-policeylichen als diätetischen und pharmaceutischen Anordnungen gehörig in Ausübung, und sieht man zugleich darauf, daß alles, was im Allgemeinen und bei jedem einzelnen Kranken ins Besondere geschehen soll, mit gehöriger Ordnung, und was vorzüglich bei einer großen Anzahl von Augenkranken nothwendig ist, unter steter Aufsicht und nach einem bestimmten Plane vollführt werde, so wird man bald finden, daß die Richtigkeit dieser hier aufgestellten Grundsätze sich auch in der Erfahrung nachweisen lasse, und daß wir nicht allein in der Behandlung dieser bösartigen Augenkrankheit, sondern künftighin auch in der Verhütung der verheerenden Verbreitung derselben gewiß glücklicher seyn werden, als wir es bisher gewesen sind.

Formeln.

Nro. 1.

Rp. Aquae florum Sambuci, uncias quatuor,
Tincturae opii crocatae, guttas viginti,
Aceti saturnini, guttas decem.

M.

S. *Mittelst eines feinen Schwämmchens als Bähung zu gebrauchen und ofters des Tags einen Tropfen hiervon ins Auge zu lassen.*

Nro. 2.

Rp. Pulveris radicis jalappae, scrup. unum (duos),
Calomel, grana sex (octo.)

M.

S. *Auf ein Mal zu nehmen.*

Nro. 3.

Rp. Aquae communis, libram unam,
Aceti saturnini, drachmas sex,
Spiritus vini, unciam dimidiam.

M.

S. *Als Foment zu gebrauchen.*

Nro. 4.

Rp. Salis ammoniaci depurati, drachmam unam,
Nitri puri, drachmas duas,
Aquae communis, libram unam.

M.

S. *Als kaltes Foment wohl ausgedrückt in Gebrauch zu setzen.*

Nro. 5.

Rp. Decocti malvae, uncias octo,
Tincturae opii simplicis, drachmas duas.

M.

S. *Lauwarm als Foment anzuwenden und bei jedem Erkalten zu erneuern.*

Nro. 6.

Rp. Aquae sive Infusi florum sambuci, uncias octo,
Aceti saturnini,
Tincturae opii simplicis, āā drachmas duas.
M.

S. Als Foment zu gebrauchen. (wie Nro. 5.)

Nro. 7.

Rp. Pulveris cantharidum, scrupulos duos,
Axungiae porcinae, scrupulos quatuor,
Hydrargyri muriatici corrosivi,
Muriatis antimonii, āā drachmam dimidiam.
M. F. Unguentum.

Um dieses Mittel anzuwenden, wählt man diejenige Stelle des behaarten Theils des Kopfes dazu aus, welche von dem *Foramen supraorbitale* in senkrechter Richtung uber die Stirne zum Scheitel hin 2½ bis 3 Zoll entfernt ist. An dieser Stelle werden die Haare abgeschoren und das Causticum in der Peripherie eines Pfennigs grofs aufgetragen, wo es dann in Zeit von wenigen Stunden ein artificielles Geschwur erregt.

Nro. 8.

Rp. Opii puri grosso modo pulverati, unciam unam.
Sacculo satis amplo incussum mitte in retortam vitream capacitatis mensurae unius,
adde
Aquae communis, mensuram dimidiam.
Maceratione horarum 24 peracta elice destillatione uncias sex in vase bene obturato servandas.

Nro. 9.

Rp. Unguenti hydrargyri cinerei, unciam dimidiam,
Tincturae opii simplicis, drachmam unam et dimidiam.
Misce exactissime donec omnis humiditas disparuerit.

S. In die Augenbraungegend einer Bohne grofse einzureiben.

Nro. 10.

Rp. Calomel,

Opii puri, āā grana tria — (quatuor).

Misce et dentur tales doses Nro. sex.

S. Ein Stuck mittelst des Speichels in die Stirn- und Augenbraungegend des Abends einzureiben.

Nro. 11.

Rp. Extracti belladonnae, grana viginti quatuor,

Aquae destillatae simplicis, drachmas sex.

M.

S. Ins Auge zu träufeln oder ein damit befeuchtetes Leinwandlappchen einige Zeit lang aufs geschlossene Augenlied anzuwenden.

Nro. 12.

Rp. Lapidis divini, grana quinidecim — (viginti quatuor)

solve in

Aquae rosarum, unciis quatuor.

solutionem filtratam mitte in vitrum cui jam insunt

Aceti saturnini, scrupulus unus,

Tincturae opii simplicis, drachma dimidia.

M.

S. Augenwasser.

Nro. 13.

Rp. Hydrargyri muriatici corrosivi, granum unum,

solve l. a. in

Aquae florum sambuci, unciis quatuor.

Solutionem mitte in vitrum

cui jam insunt

Tincturae opii crocatae, drachma semis,

Mucilaginis seminum cydoniorum, uncia semis.

M.

S. Augenwasser.

Nro. 14

Rp. Hydrargyri muriatici corrosivi, granum unum.
solve l. a. in
Aquae florum Sambuci, unciis quatuor.
solutionem mitte in vitrum
cui jam insunt
Aceti saturnini, drachma semis,
Tincturae opii simplicis, drachma una.
S. Augenwasser.

Nro. 15.

Rp. Lapidis divini, grana octodecim.
solve in
Aquae florum sambuci, unciis quatuor.
Coletur.
S. Augenwasser.

Nro. 16.

Rp. Hydrargyri praecipitati rubri, grana sex,
Butyri recent. insulsi, drachmas duas,
Aceti saturnini,
Tincturae opii crocatae, āā drachmam dimidiam.
Misce exactissime donec omnis humiditas disparuerit ut fiat unguentum ophthalmicum.
S. Abends einer Linse groſs ins Auge zu streichen.

Nro. 17.

Rp. Butyri recentis insulsi, unciam semis,
Hydrargyri praecipitati rubri, grana decem,
Tutiae praeparatae, grana sex.
Misce exactissime ut fiat unguentum.
S. Augensalbe (wie Nro. 16. zu gebrauchen).

Nro. 18.

Rp. Butyri recentis insulsi, unciam semis.
Mercurii praecipitati albi, grana quindecim,
Boli armenae, scrupulum unum.
Misce exactissime ut fiat unguentum.
S. Augensalbe.

Nro. 19.

Rp. Butyri insulsi recentis, unciam semis,
Hydrargyri praecipitati rubri, drachmam dimidiam,
Plumbi acetici,
Camphorae, āā scrupulos duos,
Opii puri, grana quindecim.
Misce exactissime ut fiat unguentum.
S. Augensalbe.

Nro. 20.

Rp. Salis ammoniaci, grana quindecim,
Aquae calcis, uncias tres — quatuor,
Limaturae cupri puri, grana tria.
Solventur terendo in mortario vitreo per dimidiam horam. Liquor filtratus exhibatur et signetur.
Augenwasser.

Nro. 21.

Rp. Boracis veneti, drachmas duas.
solve sub leni calore in
Aquae destillatae simplicis, unciis quatuor.
Filtrata solutio exhibeatur.
S. Als Augen-Foment zu gebrauchen.

Nro. 22.

Solutio Zinci sulphurici.

Man siedet ein Ei hart, schalt die harte Schale davon ab, schneidet es der Länge nach durch, nimmt den gelben Dotter heraus und entfernt ihn. Groblich zerstofsene Stucke weifsen Vitriols werden nun Statt der Dotter in die Vertiefung gelegt, beide Halften des zerschnittenen Eies mit Bindfaden zusammengebunden und das Ganze auf eine glaserne oder porcelanene Schale gelegt. Die ausfliefsende und dann gesammelte Flussigkeit ist das bereitete Mittel, welches, nachdem es vorlaufig filtrirt, mittelst eines Pinsels auf die aufgelockerte und körnigte Conjunctiva oder auch auf exulcerirte Stellen der Augenlieder aufgetragen wird.

Nro. 23.

Rp. Aquae destillatae simplicis unciam unam,
Acidi vitrioli concentrati et depurati, guttas tres.
M.
S. Als Augentropfwasser zu gebrauchen.

Nro. 24.

Rp. Argenti nitrici crystallisati, granum unum — duo)
solve l. a. in
Aquae destillatae, unciis duabus.
Solutio filtrata detur ad vitrum charta nigra inductum.
S. Augentropfwasser.

Nro. 25.

Rp. Acidi vitrioli concentrati, drachmas duas,
Croci austriaci, grana octo.
M.
S. Mittelst eines feinen Pinsels genau auf die afterorganirten Stellen aufzutragen.

Nro. 26.

Rp. Sulphuris antimonii aurati,
Calomel, āā grana duodecim,
Sacchari albi, drachmas sex.
Fiat pulvis, divide in duodecim partes aequales.
S. Zwei bis drei Stück täglich zu nehmen.

Nro. 27.

Rp. Aethiopis antimonialis, grana triginta sex,
Gummi guajaci,
Pulveris liquiritiae, āā drachmas duas.
Fiat pulvis et divide in duodecim partes aequales.
S. Drei Stück täglich zu nehmen.

Nro. 28.

Rp. Aethiopis antimonialis, drachmam unam,
Extracti stipitum dulcamarae,
Gummi guajaci, ää drachmas duas.
Forment. l. art. pilulae sing. gr. ij. Conspergantur pulvere Cinnamomi.

S. Dreimal taglich fünf bis acht Stück zu geben.

Beilagen.

A.

Reglement,
nach welchem die Reinigung der in Mainz garnisonirenden Königl. preussischen Truppen, ihrer Effecten und Aufenthaltsorte vorzunehmen ist.

§. 1.

Die Reinigung der hiesigen Truppen muſs von der in der Caserne liegenden Mannschaft beginnen.

§. 2.

Diese Reinigung betrifft den Mann selbst, dessen Kleidungsstücke, Utensilien und die Casernen. Erst alsdann kann die grundliche Reinigung in den Spitälern des beschränkten Locals wegen ihren Anfang nehmen.

§. 3.

Da es an einem Locale fehlt welches die Mannschaft nach ihrer körperlichen Säuberung beziehen, und wo sie während der nöthigen Reinigung der Casernen wohnen könnte, so ist die Erbauung von soviel Baraken erforderlich dafs wenigstens acht Compagnien bequem daselbst untergebracht werden können.

§. 4.

Diese Baraken sind nach der von dem Ingenieur Major von Vigny vorgelegten Zeichnung, und auf der Höhe zwischen den Dörfern Monbach und Gensenheim zu erbauen, da sowohl die beabsichtigte Constructionsweise dieser Baraken wie auch der von einer Commission von Aerzten hierzu ausgewählte Platz denjenigen Erfordernissen entspricht, welche ärztliche Rücksichten dabei vorschreiben.

Erst nach der Aufstellung einer Barake kann die Reinigung beginnen, und sie mufs, um sie mit der gehörigen Umsicht, und Aufsicht vollführen zu können, allmählich und Compagnienweise geschehen.

§. 6.

Zu diesem Behufe und um dieses ganze Gechäft mit der erforderlichen Genauigkeit und militärischen Strenge durchzuführen ist auch eine Reinigungs Commission aufzustellen, deren Mitglieder der Herr Brigade-Commandeur

Obrist

Obrist von Müffling zu ernennen hat. Von ärztlicher Seite wird dieser Commission der Stabsarzt Selle beigegeben.

§. 7.

Um keinen Ansteckungsstoff in die neu erbauten Baraken zu verpflanzen, ist vor allem nothwendig, daſs ein Theil der Bekleidung der Soldaten und die nöthigen Geräthschaften und Utensilien, welche zur ökonomischen Einrichtung in die Baraken gehören, vorläufig einer Reinigungs-Procedur unterworfen werden.

§. 8.

Zu diesem Behufe müssen vorerst die in den Casernen gebrauchten Tische, Bänke, Koch- und Eſsgeschirre u. d. gl. gehörig geräuchert, mit Lauge gewaschen und gesäubert, eben so die Strohsäcke behandelt und mit frischem Strohe gestopft, so wie die übrigen zur Lagerstätte und sonstigen Einrichtung gehörigen Bedürfnisse, als die wollenen Decken, Leintücher, Handtücher etc. einer ähnlichen Reinigungsprocedur unterworfen werden, ehe sie zum Gebrauch in die Baraken übertragen werden dürfen.

§. 9.

Nicht minder muſs, um die §. 7. festgestellte Maſsregel in Erfüllung zu setzen, jeder Mann, der die Barake beziehn soll, vorläufig seinen Mantel, eine Dienstmütze, ein Hemde, ein Paar leinene Hosen, ein Paar Schuhe und den Brodsack abgeben.

§. 10.

Alle diese (§. 8. 9.) zur Einrichtung der Baraken und orläufigen Bekleidung des Mannes abgelieferten, und um jene Verwechslung zu vermeiden mit Nummern versehenen Effekten müssen an die Sanitäts- und Reinigungs-Commission abgegeben und unter der Leitung des dazu beauftragten Stabsarztes Selle und der militairischen Aufsicht der Commission selbst, in dem dazu (in der Lyceums-Caserne) ausgewählten Locale der Reinigung unterworfen werden.

§. 11.

Die Reinigung dieser Effecten geschieht nach Beschaffenheit ihres Materials entweder durch Waschen mit Lauge, durch Räuchern mit schwefelsauren Dämpfen oder durch beides zugleich.

§. 12.

Alle zu reinigenden Effecten ohne Ausnahme werden zu diesem Behufe in die Räucherungskammer gestellt oder auf die darin ausgespannten Leinen aufgehängt. Man setzt nun mehrere mit glühenden Kohlen gefüllte Pfannen auf den vorläufig mit steinernen Platten versehenen Fufsboden und auf dieselben ein flaches irdenes Gefäfs. Sobald dieses Gefäfs hinreichend erhitzt ist, schüttet man ein Gemisch aus einem Theile gepülverten Schwefels und drei Theilen Salpeters nach Verhältnifs des zu räuchernden Raumes oder der darinne befindlichen Gegenstände auf dasselbe, und verschliefst die Fenster und alle Oeffnungen sorgfältig, durch welche die Dämpfe entweichen könnten. Wie sich der Schwefel entzündet, oder nach dem man ihn absichtlich angezündet hat, entfernt man sich eiligst und verschliefst die Thüre, um sich den schwefelsauren Dämpfen zu entziehn. Nach einigen Stunden, wenn sich die Dämpfe gesetzt haben, werden die Thüren und Fenster geöffnet, um die Luft zu erneuern. Alle waschbaren Zeuge, wie das Weiszeug, werden nun weggenommen und so wie die hölzernen Utensilien mit Lauge, unter Aufsicht der bestellten Reinigungs-Commission, gewaschen und in freier Luft getrocknet. Die wollenen Zeuge werden zur gröfsern Sicherheit, da die Ansteckungsstoffe an ihnen mehr haften bleiben, einer zweiten, und manche Gegenstände, wie z. B. die Tornister, selbst einer dritten Räucherung ausgesetzt. Nach einer solchen Räucherung kann man diese Gegenstände mit der vollkommensten Ueberzeugung, dafs sie keinen Ansteckungsstoff mehr enthalten, gebrauchen.

§. 13.

Die auf diese Weise gereinigten Effecten werden von eigens hierzu bestellten des Ansteckungsstoffes unverdächtigen Menschen, oder von früher schon gereinigten Soldaten gesammelt, und in das neben anstofsende eigends dazu bestimmte Locale (die ehemalige Wohnung der Köche) gebracht; von wo aus sie ausschlufsweise durch Hülfe derselben Menschen theils unmittelbar in die Baraken, theils an den nächstgelegenen zur Reinigung der Soldaten bestimmten Platz zu seiner Zeit übertragen werden können.

§. 14.

Nach diesen vorläufigen Vorkehrungen, tritt diejenige Compagnie des 34sten Inf.-Reg., welche zuerst die Baraken beziehn soll, den Marsch nach dem Reinigungsorte an. Zuvor wird die sämmtliche Mannschaft von dem Stabsarzte Selle Behufs ihrer Augen genau untersucht, um die etwa der contagiösen Krankheit Verdächtigen von den Gesunden zu sondern. Jeder als gesund erkannte Mann nimmt weiter nichts mit sich, als was er ausser Dienst in der Regel zu tragen pflegt. Sind ihm Waffen nöthig, so kann ihm das Gewehr, jedoch ohne Riemen und Pfannendeckel mitgegeben werden. Nach einer nach Nummern zu bestimmenden Ordnung treten die einzelnen Leute, jedoch um gehörige Aufsicht und Ordnung zu erhalten, nie mehr als 6 auf einmal vor, entkleiden sich gänzlich und waschen sich von Kopf bis zum Fuſs gegenseitig mit eigends dazu bestimmten Schwämmen, zuerst mit einer Lauge, und alsdann mit reinem Wasser, wo sie dann von einer dritten dazu bestellten Person mit einem Handtuche rein abgetrocknet werden. Zu diesem Behufe sind mehrere Tonnen mit reinem gelind erwärmten Fluſswasser und einige Kessel mit einer Auflösung von ätzendem Kali an Ort und Stelle bereit zu halten. Diese Auflösung soll so stark seyn daſs auf 1 Pfund Flüssigkeit ein halbes Quentchen oder 30 Gran Kali kommen. Die Bereitung dieses Laugenwassers hat übrigens der Stabsarzt Selle zu besorgen, so wie überhaupt derselbe für die richtige Execution dieser ganzen Angelegenheit, wobei ihn die mehrgedachte Reinigungs-Commission zu unterstüzzen hat, verantwortlich ist.

Nach geschehener Reinigung und Abtrocknung der Haut eines jeden einzelnen Mannes erhält derselbe zur Stelle, das schon für ihn bereit gehaltene und früher gereinigte Hemde, die leinenen Hosen, die Dienstmütze, den Mantel, den Brodbeutel, die Schuhe, eine neue Halsbinde und ein Paar neue Socken, allenfalls auch noch sein Gewehr ohne Riemen und Pfannendeckel, und marschirt sodann auf diese Weise bekleidet auf der entgegengesetzten Seite, von der er gekommen ist, und ohne mit seinen noch nicht gereinigten Cameraden in Berührung zu kommen, in die Barake.

§. 15.

Alle von jedem einzelnen Soldaten auf dem Platze zurückgelassenen Kleidungsstücke und sonstigen Effekten werden nach dem Einmarsch der Compagnie in die Baraken ebenfalls unter Aufsicht des Stabsarztes Selle und der bestellten Reinigungs-Commission gesondert, und die der Reinigung fähigen werden sofort gleich denen, beim Ausmarsche der Compagnien in den Casernen zurückgelassenen Montirungsstücken der Reinigungsanstalt übergeben, und eben so, wie §. 12. vorgeschrieben ist, behandelt, wornach sie ohne weiteres den respectiven Mannschaften in die Baraken nachgeliefert werden können.

§. 16.

Alle Montirungsstücke und sonstige eigene Effecten, die keiner Reinigung fähig sind, müssen theils an Ort und Stelle, theils wenn sie erst in den Casernen als zurückgeblieben gefunden werden, unter strenger Aufsicht und Verantwortlichkeit der Reinigungs-Commission, an einem eigends dazu bestimmten Platze durch das Feuer vernichtet werden.

§. 17.

Zur Reinigung theils durch Räucherung mit schwefelsauren Dämpfen, theils durch Auslaugung, theils durch beides zugleich, werden nach dem hierüber eingezogenen Gutachten der Sachverständigen und derjenigen Behörden, welche diese Gegenstände ihrer Materialität und bisherigen Tragezeit nach kennen, als fähig erklärt:

a) alle Mäntel;

b) alle neuen Montirungen, nachdem vorläufig aus ihnen die Futterleinwand genommen ist;

c) die neuesten Tuchhosen nach gleicher Trennung der Futterleinwand;

d) alle leinenen Hosen, Hemden und sonstigen leinenen Montirungsstücke, welche noch nicht allzu eingeschmutzt und abgetragen sind und die Reinigungs-Procedur aushalten;

e) die Tschakots sammt Ueberzug, Schnüre und Rose;

f) die Pappmützen mit Ueberzügen von Wachsleinwand, in wiefern sie durch das Austrennen der durchschwitzten Futterleinwand nicht ganz verdorben werden;

g) die Tornister;

h) sämmtliche Lederzeugstücke, als die Taschen, Bandeliere, Gehenke, Gewehrriemen, Pfannendeckel, Schuhe etc.;

i) die Dienst- oder grauen Tuchjacken, in wiefern sie nicht schon zu abgetragen sind, um nicht bloſs durchräuchert, sondern auch förmlich ausgelaugt und gewaschen werden zu können;

k) solche Bekleidungs-Effecten, die nicht zu den königlichen Montirungsstücken gehören, sondern Eigenthum der Leute und zu reinigen sind;

l) endlich die aus den Montirungen und Pappenmützen ausgetrennte Futterleinwand, falls sie nach dem Gutachten der Oekonomie-Verständigen nach vorheriger wiederholter Durchräucherung, Auslaugung und Waschung zu ihrem ursprünglichen Zwecke noch verwendet werden kann.

Dagegen werden zu einer vollständigen Reinigung für unfähig erklärt, und sind daher der Vernichtung zu übergeben:

a) die sogenannte tuchene Feldmütze;

b) alle ausgetragenen und ohnehin zerfetzten Montirungsröcke;

c) alle ausgetragenen alten tuchenen Hosen;

d) die vorhandenen Socken;

e) die Halsbinden;

f) alle Wachmäntel;

g) die aus den Montirungen, Hosen und Mützen ausgetrennte Futterleinwand, falls sie durch die vorgeschriebene Reinigungs-Procedur für ihren ursprünglichen Zweck untauglich gemacht wird;

h) die schon sehr abgetragenen und eingeschmutzten grauen Dienstjacken;

i) endlich alle jene Bekleidungs-Effecten, die nicht zu den königlichen Montirungen gehören und wegen ihrem zu anhaltenden Gebrauche oder ihrer besondern Materialität halber nicht vollständig zu reinigen sind.

§. 18.

Auf dieselbe §. 12. bis 16. beschriebene Weise geschieht die Reinigung und der Abmarsch aller des Contagiums verdächtigen Truppentheile der Garnison in die Baraken.

§. 19.

Nach theilweiser Räumung der Casernen durch Ueberziehung der Truppen in die Baraken muſs die gründliche Reinigung und zweckmäſsige Herstellung der Casernen selbst vorgenommen werden. Diese bestehn:

a) in dem wiederholten Durchräuchern mit schwefelsauren Dämpfen des ganzen Locals und der daselbst befindlichen hölzernen Tische und Bettgeräthe;

b) in dem Ueberkalchen der Wände und dem nachherigen Durchlüften der Säle;

c) in dem Scheuern der hölzernen Utensilien, Fournituren, Fuſsböden, Treppen und Flure mittelst Lauge;

d) in dem wiederholten Durchräuchern und nachherigen Walken der wollenen Decken.

e) in dem Durchräuchern und Waschen der Strohsäcke und der Laken;

f) in der Vernichtung des sämmtlichen vorhandenen Lagerstrohes und Ergänzung desselben durch neues;

g) in der Herstellung von Luftzügen, welche nicht allein an den Fenstern, sondern auch an dem Boden der Zimmer angebracht und so eingerichtet seyn müssen, daſs sie nach Willkühr mittelst eines Schiebers geöffnet und geschlossen werden können.

§. 20.

Das erste auf diese Weise gereinigte Casernen-Locale, welches der Verabredung nach die Jacobsberger Häuser seyn sollen, wird, nachdem nur vorläufig noch die Wände mit grüner Erdfarbe überstrichen seyn werden, zur

Errichtung einer vollständigen Quarantaine-Anstalt verwendet. In das nächstfolgende disponible Casernen-Locale können die ersten in die Baraken gewanderten Soldaten wieder einziehen, um den folgenden in den Baraken selbst wieder Platz zu machen. — Es muſs jedoch als Grundsatz feststehen, daſs die gereinigte Mannschaft mit der noch nicht gereinigten in keiner Beziehung weder im Dienste noch auf irgend eine andere Weise in Gemeinschaft komme.[46])

§. 21.

In dieser Hinsicht darf es nicht auſser Acht gelassen werden, bei Zeiten seine Aufmerksamkeit auch auf die Wachstuben, die Arrest- und Schilderhäuser zu richten, und alle diese Localitäten einer ähnlichen, und wenn es die Umstände und Dienstesverhältnisse erfordern, einer wiederholten Reinigungs-Procedur gleich den Casernen (§. 19.) zu unterwerfen.

Die Bestimmung, wie bald die Reinigung dieser Localitäten vorzunehmen sey, damit die bereits gereinigten und in den Baraken befind-

---

46) Die Ordnung und die Reihefolge, nach welcher die Truppen der Garnison nach und nach, d. i. von 15 zu 15 Tagen, in die neuerbauten Baraken untergebracht, (welcher Zeitraum erfordert wurde, um eine Barake aufzubauen) die Casernen gereinigt und wieder belegt wurden, zeigt die am Schlusse dieses Reglements angehangte tabellarische Uebersicht.

lichen Soldaten nicht neuerdings verunreiniget werden, falls sie durch die Umstände und Dienstesverhältnisse gezwungen, den Wachdienst leisten müfsten, wird von dem Herrn Generalmajor und Festungs-Commandanten Krauseneck und dem Brigade-Commandeur Herrn Obristen von Müffling ausgehen.

§. 22.

Derselben Reinigung wie die der Casernen (§. 19.) und die der Effecten der Soldaten (§. 12 16 und 17.) müssen auch die Montirungskammern und ihre Vorräthe unterworfen werden. Daselbst befindliche Utensilien und alte abgetragene Montirungsstücke, welche keiner Reinigung fähig sind, müssen entweder sogleich verbrannt, oder wenn es die Ortsverhältnisse gestatten, in ein eigenes entlegenes Locale vorläufig untergebracht, versiegelt, aufser aller weiteren Communication mit den Truppen gesetzt, und der fernern Disposition höheren Orts überlassen bleiben.

§. 23.

Da es unmöglich ist, die im Altmünster-Hospitale und im Schönborner Hofe untergebrachten Kranken Behufs der Reinigung dieser Localitäten vorläufig anderswo unterzubringen, so kann die vollständige Reinigung der Spitäler nur successive geschehen, und zwar so, daſs nach Maſsgabe als die Kranken abnehmen, dieselben aus einem Locale in das andere verlegt werden, die Reinigung der Krankensäle und der darin befindlichen Utensilien aber nach den oben §. 12. 17. und 19. gegebenen Vorschriften vorgenommen und die nöthigen Luftzüge in den Zimmern angebracht werden. Hierbei ist nur zu bemerken, daſs die Wände derjenigen Krankensäle, in denen sich Augenkranke befinden, grünlich angestrichen, und da das von unten einfallende und vom Boden aus reflektirte Licht für entzündete Augen das empfindlichste und nachtheiligste ist, die Fenstervorhänge so eingerichtet werden müssen, daſs sie nicht von unten nach aufwärts gerollt, sondern von oben nach abwärts nach Willkühr und Erforderniſs herabgelassen werden können, damit das nöthige Licht von oben her in die Krankensäle einfalle.

§. 24.

Zuletzt muſs diejenige Caserne, welche mittlerweile als Quarantaine-Anstalt benutzt wird, vor dem Einziehen der letzten Truppen aus den Baraken in dieselbe, der schon oft erwähnten Reinigungs-Procedur unterworfen werden.

§. 25.

Ehe jedoch eine vollständige und dem Zwecke durchaus genügende Reinigung der Spitäler auf die besagte Weise in Ausführung gebracht werden kann, ist es nothwendig, eine vorläufige Reinigung der Krankensäle sowohl als der darin befindlichen Kranken selbst vorzunehmen. Diese vorläufige Säuberung hat sogleich ihren Anfang zu nehmen, sobald die zu diesem Behufe bereits geforderten Krankenbekleidungen abgeliefert seyn werden, und soll dann darin bestehn, daſs

1) an einem heitern Tage alle Kranke eines Saales sich auf den zuvor mit zwei Badewannen versehenen Hofraum des einen sowohl als des andern Hospitalgebäudes mit allen ihren Effecten begeben, daselbst entkleidet, wie die Gesunden und wie es §. 14. vorgeschrieben ist, von eigends dazu bestellten Wärtern, einmal mit Lauge, dann mit gewöhnlichem Wasser abgewaschen, sodann mit einem Handtuche abgetrocknet, mit einem reinen Hemde und einer neuen oder zuvor vollständig gereinigten Spitalbekleidung versehen werden.

2) alle im Hofraume abgelegten Effecten und Montirungsstücke der einzelnen Kranken von einem Wärter gesammelt, zusammengeheftet, mit einer Nummer versehen und der allgemeinen Reinigungs-Anstalt überwiesen wer-

den, wo sie dann nach Verschiedenheit ihrer Qualität und nach Maſsgabe ihrer Verunreinigung nach den §. 17. ausgesprochenen Grundsätzen entweder gereiniget und dann mit voller Beruhigung zum Gebrauche wieder ausgegeben oder vertilgt werden müssen.

3) während dieses Geschäftes und des Aufenthaltes der Kranken im Hofraume und im Garten, der Krankensaal mit Morveauschen Räucherungen auf die bisher übliche Weise durchräuchert werde, worauf sodann die wollenen Decken so viel als möglich mit gereinigten vertauscht oder mit den sammtlichen Strohpfühlen und Lagergeräthschaften einige Stunden der freien Luft ausgesetzt und gesonnt werden müssen.

4) diese Reinigungs-Procedur von Saal zu Saal durch beide Spitäler hindurch vorgenommen werde und die Aufsicht hierüber in ärztlicher und medicinisch-policeilicher Hinsicht der Stabsarzt Selle, in militärischer Hinsicht hingegen und in Bezug auf Erhaltung der hierbei nöthigen Ordnung der Herr Lazareth-Commandant führe.

§. 26.

Um das immer von den Kranken selbst ausgehende und sich entwickelnde Contagium in seiner Intensität zu verringern, ist nicht allein die oben vorgeschriebene Reinigungs-Procedur der Kranken und Krankensäle von Zeit zu Zeit und besonders bei jeder wahrnehmbaren Verschlimmerung der Krankheit in einzelnen Krankenzimmern zu wiederholen, sondern es ist auch erforderlich, um die Reinigung der wollenen Decken, der Wäsche und Krankenbekleidungen öfters, und zum Theil täglich vornehmen zu können, ein eigenes Räucherungs-Locale im Spitale selbst, und namentlich im Schönborner Hofe zu errichten.

Hierzu ist eine der untern Kammern auszuwählen, und um die für Kranke bestimmten Hemden, Laken etc. den Durchräucherungen auf die einfachste und bequemste Weise unterwerfen zu können, soll ein oben und unten offenes nicht zu grofses Fafs, worin sich in der Mitte eine mit vielen kleinen Löchern versehene hölzerne Scheidewand befindet, die oben durch einen Deckel geschlossen werden kann, herbeigeschafft werden. Auf einen stark erhitzten irdenen Teller schüttet man entweder etwas pulverisirten Schwefel allein, oder auch das bereits angegebene Gemenge von Salpeter und Schwefel (§. 12.), zündet es, wenn der Teller nicht heifs genug war, an, und setzt das Fafs, in dessen oberen Theil sich die zu durchräuchernde Wäsche befindet, darüber. Selbst den Aerzten und Wärtern, welche mit den

Kran-

Kranken zu thun haben, ist anzurathen, ein dergleichen geschwefeltes Hemde zu tragen.

§. 27.

Da durch das Zusammenliegen der Augenkranken in einem Zimmer die Luft weit mehr, besonders in den höhern Graden der Krankheit, verdorben wird, als dies bei gewöhnlichen nicht contagiösen Kranken der Fall ist, ja, da selbst durch die gegenseitige Mittheilung und Verflüchtigung des austriefenden Schleimes und Eiters aus dem Auge die Intensität des Contagiums von Stunde zu Stunde erhöht wird, so ist es wirklich rathsam, solche Kranke so viel als möglich isolirt unterzubringen. Da dies aber wegen der grofsen Menge der vorhandenen Kranken und bei der gegebenen Beschränktheit des Locals nicht möglich ist, mufs um so mehr die Sorgfalt des dirigirenden Arztes dahin gerichtet seyn, die die Kranken umgebende atmosphärische Luft so rein als möglich zu erhalten, und sie von allen animalischen Ausdünstungen zu befreien. Um dies zu bewerkstelligen, sind nun nicht blofs täglich die Fenster der Krankensäle mehrmals und zu bestimmten Stunden zu öffnen, und in heitern Tagen beständig offen zu erhalten, so wie alle jene in diesem Reglement darauf Bezug habenden Mafsregeln (§. 23. 25. u. 26.) genau in Erfüllung zu setzen; sondern es soll auch überdies noch zu einem chemischen Luftverbesserungsmittel die Zuflucht genommen und selbes vorzugsweise in jenen Krankensälen in Anwendung gebracht werden, in welchen die ächt blennorroischen Augenkranken sich befinden.

Dieses ganz unschädliche und wohlfeile Luftverbesserungsmittel besteht in der Kohle, welche die Eigenschaft hat, alle nachtheiligen in der Luft befindlichen Stoffe zu absorbiren.

Um dieses Mittel in Anwendung zu bringen, werden völlig ausgebrannte doch noch glühende Kohlen (am besten wie man sie aus den Oefen der Bäcker erhält) um sie abzulöschen, mit etwas Wasser befeuchtet, dann gröblich zerstofsen, und das Pulver auf flache Schalen vertheilt, die auf dem Boden der Krankenzimmer vorzüglich unter die Betten gesetzt werden. Alle 12 Stunden werden die gesättigten Kohlen mit frischen umtauscht, wobei man aber die alten in einem metallenen durchlöcherten Gefäfse schnell wieder ausglühen und aufs neue gebrauchen kann. Keineswegs ist es indessen gleichgültig, welche Art Kohle man hierzu wählt; denn aus mehreren bereits angestellten Versuchen hat sich bisher ergeben, dafs Birken-, Roth- und Weifsbuchen-Kohle am meisten, weniger Eichen- und am wenigsten Fichten- und Weiden-Kohle absorbiren.

Man kann also im Allgemeinen den Kohlen der härtern Holzer vor Allen den Vorzug einräumen.

§. 28.

Ferner ist in den Spitälern selbst die Einrichtung zu treffen, daſs jeder Augenkranke seine besondere Wasser- oder Reinigungs-Schale, sein eigenes Augenwasser seinen besondern Pinsel, seinen eigenen Augenschwamm, sein eigenes Handtuch und alle sonstigen Requisite insbesondere zum alleinigen Gebrauche erhalte, und daſs alle diese Dinge nach jedesmaliger Anwendung immer gehörig wieder gereiniget, zum Theil auch erneuert werden. Nicht minder ist bei einer so ansteckenden und von Auge zu Auge sich leicht mittheilenden Krankheit auf die chirurgischen Instrumente eine vorzügliche Aufmerksamkeit zu richten. Die nöthigsten müssen jederzeit mehrfach in Bereitschaft vorhanden seyn, und nie darf ein bei einem Augenkranken gebrauchtes Instrument ohne vorhergegangene genaueste Reinigung wieder in Gebrauch gezogen werden.

§. 29.

Jeder wo immer herkommende den Spitälern zuwachsende Kranke wird, ehe er das

Krankenzimmer betritt, entkleidet, gebadet (wenn dies sein Krankheits-Zustand nicht absolut verbietet) und mit reiner Krankenkleidung versehn. Kein Kranker darf mit irgend einem Montirungsstücke das Krankenzimmer betreten und die auf dem Aufnahms-Bureau ihm abgenommenen Kleider und Effecten müssen sogleich der allgemeinen Reinigungs- und Räucherungs-Anstalt übergeben werden.

§. 30.

Jeder aus dem Spitale in die Quarantaine-Anstalt übergehende Reconvalescent muſs, ehe er die Quarantaine betritt, zuerst der Spitalsreinigung abermals unterworfen, d. h. vollständig gebadet und mit vollkommen gereinigter Spital-Bekleidung versehen werden.

Zu den in den beiden vorstehenden §. §. vorgeschriebenen Reinigungsbädern wird ein schwaches Laugen- oder Seifenbad gewählt. Zur Besorgung dieses ganzen Geschäftes sowohl als zur Spitals-Reinigungs-Anstalt überhaupt sind eigene, mit den Kranken und dem sonstigen Wartungs-Personale in keine Gemeinschaft tretende Individuen, anzustellen.

§. 31.

Jeder aus der Quarantaine-Anstalt in die Barake oder künftig in die gereinigte Caserne

wie die Truppen der Garni

Perioden.	Compag			
	1	2	3	
Am 1sten Juny sind:	In Baraken			
Am 15ten Juny sind:	In Bar			
Am 1sten July sind:	in den gereinigten Citadelle-Casernen			
Am 15ten July sind:	Citadelle-Casernen			
Am 1sten August sind:	in den ge Ly			
Am 15ten August sind:	in den ger Ly			

Anmerkung. 1. Vom 13ten
da die Barake
taine-Ansta
2. So wie der S
reinigt sind,

U e b e r

…aufe dieses Sommers nach und n…
wieder belegt werden.

…4sten Infanterie-Regiments							des 2te… 30sten … Re…	
6	7	8	9	10	11	12	1	2
…er …ell- …ne	in der Lyceum-Caserne						Can…	
	Lyceum-Caserne						Can…	
…n Baraken …8 Comp.)					Lyceum-Caserne.		Cant…	
	In Baraken (9 Comp.)						Can…	
…n Citadell- und …rnen.							In Bar… (9 Com…	
…n Citadell- und …sernen.						in Baraken		

…15ten August müssen in den Acht Compag…
…eräumig, und die Compagnien, nach Abzug …
Jakobsberger Caserne noch so besetzt wäre …
…15ten August wird, bleibt er, bis die Schönl…
…er bewohnt werden können.

s i c h t

nach in Baraken untergebracht, (

Mainz im May 1819.

…n Bataillons … Infanterie- …giments			der Artillerie			
2	3	4	1	2	der Citadelle.	des …
…tonniren			in der Artillerie-Caserne		mit 2 Compagnien belegt	mit pag…
tonniren			Artillerie-Caserne		wird gereinigt.	mit
tonniren			Artillerie-Caserne		aufs Neue mit 2 Compagnien belegt.	mi… w… r…
…tonniren			Artillerie-Caserne		dito mit 3 Compagnien.	
…aken …np.)					dito	auf… mit pag…
…t.			in der gereinigten Artillerie-Caserne		dito	

…nie - Baraken Neun Compagnien Unterkunft
der Kranken, schwach sind. Doch ist dies …
dafs man daselbst eine Compagnie noch nich…
…borner - und Jakobsberger - Caserne von resp…

rnen gereinigt und successiv

s e r n e		
der Artillerie.	des Schönborner Hofs.	der Jakobsberger Häuser
mit 2 Compagnien belegt.	Augenkranken-Lazareth.	Quarantaine.
dito mit 2 Comp.	dito	dito
dito mit 2 Comp.	dito	dito
dito mit 2 Comp.	dito	dito
wird gereinigt.	dito	dito
aufs Neue mit 2 Artillerie-Comp. be'egt.	dito	dito

Dies hat nicht die mindeste Schwierigkeit
in dem Fall nöthig, wenn die Quaran-
unterbringen könnte.
und Reconvalescenten geräumt und ge-

on Unruh,
mann und Adjutant.

übergehende Soldat wird der Reinigungs-Procedur, die bei den Gesunden sub. §. 14. vorgeschrieben ist, unterworfen und mit gereinigten und unverdächtigen Montirungsstücken versehn.

Mainz, den 4ten May 1819.

(gez.) Der Königl. Preuſs. General-Arzt, Professor der Augenheilkunde und bevollmächtigte Commissair etc.

Dr. Rust.

B.

Vorschrift,
nach der die Krankenbehandlung in dienstlicher und disciplinairer Hinsicht bei der Mainzer Königl. Preuſs. Garnison auf den Grund der bereits hierüber gegebenen Instructionen in Ausübung zu setzen ist.

§. 1.

Um bei dem vorhandenen groſsen Krankenstande Ordnung in die ärztlichen Geschäfte zu bringen, um wichtigern Kranken eine besondere Aufmerksamkeit widmen, und ihnen eine mehr specielle Pflege angedeihen lassen zu können, ist es durchaus nothwendig, die vorhandenen Kranken gehörig von einander abzusondern, und in mehrere Sectionen abzutheilen. Bei dieser Sonderung hat man lediglich auf den vorhandenen Raum und die Gattungen der Krankheiten, keineswegs aber auf den Truppentheil, zu welchem der Kranke gehört, Rücksicht zu nehmen. Sie ist daher unter Hintansetzung aller bisher üblichen Dienstformen, einzig nach rein ärztlichen und medicinisch-policeilichen Grundsätzen einzuleiten.

§. 2.

Alle vorhandenen Kranken lassen sich in Augenkranke und in sonstige gewöhnliche Garnisonkranke abtheilen.

§. 3.

Die gewöhnlichen Garnisonkranken zerfallen in innere und s. g. äufsere Kranke. Beide sind von einander zu scheiden und bei den erstern hat man vorzüglich die weitere Trennung nach dem mehr oder minder acuten Verlaufe der Krankheit vorzunehmen, und insonderheit die Fieber-Kranken von den chronischen abzusondern. Unter den letztern verdienen vorzugsweise die Krätzigen und die Venerischen die meiste Berücksichtigung. Alle diese Kranke ohne Ausnahme sind nach diesen Theilungs-Principien im Altmünster-Spitale oder dem eigentlichen Garnison-Lazarethe unterzubringen.

§. 4.

Alle vorhandene Augenkranke lassen sich füglich in 2 Hauptgattungen unterscheiden;

in jene, welche sich noch im inflammatorischen Zustande befinden, und mehr oder weniger den Character der contagiösen Ophthalmie an sich tragen, und in jene, welche entweder gar nicht zu der Cathegorie der epidemisch herrschenden Augenentzündung gehören oder welche nur blos noch an Nachkrankheiten der schon überstandenen Augenentzündung leiden, und bei denen die etwa noch vorhandene oder die das chronische Leiden begleitende Entzündung das eigenthümliche Gepräge der contagiösen Augenkrankheit bereits verloren hat. Beide Gattungen dieser Augenkranken sind strenge von einander zu sondern. Den erstern wird ausschlußsweise der ganze zum Spitale umformte Schönborner Hof angewiesen; die letztern sind in einem getrennten Locale des Altmünster Spitals gleich den gewöhnlichen Garnisonkranken unterzubringen.

§. 5.

Die contagiösen Augenkranken lassen sich wieder nach Verschiedenheit der Heftigkeit, mit der diese Ophthalmie während ihrem ganzen Verlaufe sich zu äußsern pflegt, in drey Grade unterscheiden. Behufs der ärztlichen Behandlung und um den Kranken des zweiten und dritten Grades mehr Aufmerksamkeit schenken, und sie einer mehr speciellen Fürsorge unterziehn zu können, ist es bei der vorhandenen Menge dieser Kranken nothwendig, alle contagiösen Augenkranken wieder in drei Sectionen und zwar nach Verschiedenheit des Entzündungsgrades und ihres mehr oder minder gefahrvollen Verlaufes von einander zu sondern. Diese Sonderung der Augenkranken soll endlich, in wie fern es nur immer der vorhandene Raum zuläfst, sich auch bis auf die einzelnen Stadien jeden Grades erstrecken.

§. 6.

Eine gänzliche Abgeschiedenheit von den Kranken und Gesunden erfordern übrigens die Augenkranken - Reconvalescenten, indem diese contagiöse Augenentzündung vielen Recidiven unterworfen ist, und jeder Reconvalescent, wenn er länger unter den Kranken sich befindet, Gefahr läuft, wieder recidiv zu werden, jeder recidive Kranke aber, wenn er sich schon in Gemeinschaft mit den Gesunden befindet, diese wieder in Gefahr setzt, ihnen die Krankheit mitzutheilen. Es ist daher die Errichtung einer von den Gesunden und Kranken gänzlich abgeschiedenen Quarantaine-Anstalt nothwendig gewesen. Kein Kranker darf jedoch als Reconvalescent in die Quarantaine kommen, der nicht nach allen diagnostischen

Merkmalen für völlig hergestellt erachtet wird. Jeder aber für völlig hergestellt gehaltene Kranke muſs ohne weitern Aufenthalt, und nach vorher geschehener Spitalsreinigung in die Quarantaine entlassen, und mit neuen oder ganz reinen Spitalskleidern versehen werden. (Siehe das Reglement §. 30.)

§. 7.

Jeder Reconvalescent soll wenigstens drei Wochen in der Quarantaine zubringen, ehe er in die Gemeinschaft mit seinen Cameraden gesetzt wird. Um aber die allgemeine Verbreitung der Krankheit bei einer noch immer möglichen Recidive unter den Quarantainisten selbst abzuwenden, sollen diese in drei Abtheilungen gesondert werden, und zwar so, daſs jeder eintretende Reconvalescent in die erste Abtheilung der Quarantaine-Anstalt kömmt und acht Tage daselbst verbleibt. Bleibt er acht Tage lang gesund und unverdächtig, so wird er in die zweite Abtheilung versetzt und unter denselben Umständen und Verhältnissen soll er nach abermaligem Aufenthalte von acht Tagen aus der 2ten in die dritte Abtheilung und von dort aus nach vorhergegangener (im Reglement §. 31. vorgeschriebenen) Reinigung mit Ablauf der dritten Woche in die Barake oder

Caserne übergehen, und erst dann aber nicht eher als völlig aus der besondern ärztlichen Obhut entlassen, betrachtet werden [47]).

§. 8.

Die ärztliche Oberleitung im eigentlichen Garnison-Spitale, über alle daselbst untergebrachte Kranke, hat der zu diesem Behufe anher commandirte Regiments-Arzt Dr. Hübner zu führen, und zu seiner Hülfe und Unterstützung werden ihm, aufser den beiden eigends hierher commandirten, noch zwei Compagnie-Chirurgen der hiesigen Garnison, Namens Backhaus und Merklinghaus, die unmittelbar unter seinem Befehle und ganz zu seiner Disposition stehn, zugetheilt.

§. 9.

Die ärztliche Oberleitung bei den im Schönborner Hofe untergebrachten contagiösen Augenkranken ist dem Regiments-Arzte Müller, der sich bisher um die Behandlung dieser Kranken ein bleibendes Verdienst erworben hat, anvertraut worden. Zu seiner nächsten Unterstützung werden ihm die von dem Unterzeichneten am meisten hierzu als geeignet befundenen Compagnie-Chirurgen Rüdorf und Jung beigegeben, die in die

[47]) Vergleiche hiermit §. 135. der voranstehenden Schrift.

Function als Oberärzte treten und einzelne Stationen bei den Augenkranken minderer Grade übernehmen. Nebstbei werden ihm noch drei Compagnie-Chirurgen Namens Ulrich, Schwaner und Linser zugetheilt, die unmittelbar nicht allein unter dem Befehle des etc. Müller, sondern auch in so fern der Chirurgen Rüdorf und Jung stehn, in wie fern es den Krankendienst im Spitale überhaupt, und insbesondere der diesen beiden als Oberärzte fungirenden Chirurgen zugetheilten Kranken-Stationen betrifft.

Alle in diesem Spitale fungirenden Compagnie-Chirurgen treten übrigens in amtlicher Hinsicht ganz in die Cathegorie von Feldlazareth-Chirurgen. Sie haben mithin täglich den s. g. Wachdienst und die Obliegenheit, diejenigen ärztlichen Geschäfte zu jeder Stunde des Tags und der Nacht in den sämmtlichen Krankensälen zu verrichten, zu denen sie von ihren Vorgesetzten angewiesen werden und den die Verhältnisse und besondern Krankheits-Zustände erheischen.

Für eine Entschädigung der ihnen diesfalls zuwachsenden Amtspflichten und Beschwerlichkeiten im Dienste wird der unterzeichnete Commissair höhern Orts anzutragen nicht unterlassen.

§. 10.

Die Oberleitung über die allgemeinen Oekonomie-Angelegenheiten beider Spitäler, in wiefern sie Local- und Utensilien-Gegenstände betreffen, die ärztliche Aufsicht über die Quarantaine-Anstalt, die ärztliche Oberleitung und Aufsicht über die in den Baraken und in den Casernen befindliche gesunde Mannschaft der ganzen Garnison, so wie nicht minder die ärztliche Leitung und Aufsicht über die bereits etablirten und noch zu errichtenden allgemeinen Reinigungs- und Räucherungs-Anstalten sind dem Garnison-Stabs-Arzte Selle übertragen worden. Er steht also auch fernerhin wie bisher in der nächsten Beziehung mit der Lazareth-Commission und mit der Königlichen Commandantur, von welcher letztern er die Militair-Befehle unmittelbar empfängt und weiter mittheilt. Zur Unterstützung sind ihm die noch übrigen sämmtlichen Compagnie-Chirurgen der Garnison, bis auf den Compagnie-Chirurgus Haupt der Krankheits halber 6 Wochen Urlaub erhält, zu seiner freien Disposition zugetheilt. Die ihm in der Folge etwa entbehrlich werdenden und disponiblen Individuen sind zur Aushülfe in beiden Spitälern und in der zu errichtenden gemeinschaftlichen Apotheke dienstlich zu verwenden.

§. 11.

Für die Erhaltung der allgemeinen Ruhe und Ordnung, für die Handhabung der militairischen Policei in den Spitälern, und insbesondere dafür, dafs sich die Kranken weder während ihres Aufenthaltes im Spitale den ärztlichen Anordnungen, noch bei ihrem Ein- und Austritte der im Reglement §. 29. und 30. vorgeschriebenen Reinigungs-Procedur entziehn, hat der Hr. Spitals-Commandant zu sorgen.

Um die höchst nöthige Ordnung unter den Reconvalescenten und die §. 7. vorgeschriebene Absonderung derselben in den Sectionen streng zu erhalten, dürfte es nöthig seyn, in militärischer Hinsicht die Oberaufsicht über die Quarantaine-Anstalt einem eigenen Offerten zu übertragen, wozu das erforderliche Ansuchen an den Herrn Festungs-Commandanten, General-Major von Krauseneck bereits gemacht ist.

§. 12.

Da der glückliche Erfolg der ärztlichen Behandlung bei Augenkranken einer Seits von einer hinreichenden Pflege und Wartung mit abhängt, anderer Seits aber die Ausübung der vorgeschriebenen ärztlich policeilichen Maafsregeln ein besonderes Wartungspersonale erheischt, so können die hierortigen Spitäler in dem Zustande, in dem sie sich gegenwärtig befinden, mit dem gewöhnlichen auf Garnison-Spitäler berechneten Etat für Krankenwärter unmöglich ausreichen. Diese besondern Umstände und Verhältnisse machen es daher durchaus nothwendig, ein gröſseres Wartungs-Personale vor der Hand noch angestellt zu erhalten und hierbei den Grundsatz festzustellen, daſs im Allgemeinen 15 Kranke immer einen Wärter erhalten.

§. 13.

Die specielle Behandlung der epidemischen Augenkranken, so wie die dabei zunehmenden ärztlich-polizeilichen Maſsregeln sind nach den diesfalls entworfenen und bereits mitgetheilten Instructionen und sonstigen Vorschriften zu vollziehen. Da es aber unmöglich ist, in einem Spitale, wo die Kranken nicht nach ihren Truppengattungen, zu denen sie gehören, sondern lediglich nach ihren Krankheiten eingetheilt liegen, Ordnung in die ärztlichen Geschäfte zu bringen, wenn nicht zugleich ein gemeinschaftliches Arzneilager besteht, und da ferner das unterärztliche Personale, statt sich mit den Kranken zu beschäftigen, ihre ganze Zeit mit Defectiren, Rechnungslegungen etc. vergeuden müſsten;

so wird die Errichtung einer ordentlichen Spitals-Apotheke hie mit anbefohlen. Dies soll auf Kosten der respectiven und der Arzneigelder berechtigten Aerzte in der Art geschehen, daſs jeder vorgesetzte Arzt der hiesigen Garnison in dem Maſse, nach welchem er von einem stärkern oder schwächern Truppentheile die Arzneigelder beziehet, auch einen proportionell stärkern oder schwächern Vorschuſs an Geld oder Medicamenten abzugeben hat. Aus der durch diese Beiträge etablirten vollständigen Spitals-Apotheke sollen dann von den ordinirenden Aerzten die sämmtlichen Medicamente verschrieben und ohne alle weitere Berücksichtigung auf die sonstige Individualität des Kranken verabfolgt werden. Nach Beendigung der Epidemie und geschehener Auflösung des Spitals im Schönborner Hofe, kann wieder die alte herkömmliche Ordnung der Dinge eintreten, und der Rest der noch vorhandenen Arzneien wird dann in derselben Proportion, nach welcher zu ihrem Ankaufe beigetragen wurde, wieder unter die betreffenden Regimentsärzte vertheilt.

Die Errichtung dieser Apotheke und die Oberleitung des ganzen Geschäftes hat übrigens der Regiments-Arzt Dr. Hübner zu übernehmen.

§. 14.

§. 14.

Die allgemeine Berichtserstattung über die Augenkranken und den Gang der Epidemie sowohl in ärztlicher als ökonomischer und medicinisch policeilicher Hinsicht geschieht durch den Regiments-Arzt Müller, der von dem Garnison-Stabsarzte Selle die nöthigen Materialien in Betreff der ökonomischen und sonstigen Angelegenheiten einzieht, die dessen Aufsicht und speciellen Leitung anvertraut sind.

Ueber die übrigen im Garnisonspitale untergebrachten Kranken berichtet der Regiments-Arzt Dr. Hübner. Zugleich hat er seine Ansichten und seine etwanigen Vorschläge in Bezug auf diese Augenentzündungs-Epidemie in seinen Berichten frei und unverholen auszusprechen. Uebrigens darf man wohl mit Zuversicht erwarten, daſs die drei dirigirenden Aerzte nicht allein bei ihren Berichts-Erstattungen, sondern auch am Krankenbette mit Rath und That sich gegenseitig kräftig unterstützen, im collegialischen und freundschaftlichen Einvernehmen miteinander leben und das Beste der Kranken und des Staates beabsichtigend, sich berathen werden.

§. 15.

Die allgemeine Berichts-Erstattung über den Gang der Epidemie hat von 5 zu 5 Tagen zu geschehen.

§. 16.

Alle Berichts-Erstattungen geschehen während der Dauer des Commissoriums unmittelbar an den unterzeichneten Commissair, nach dessen Abreise aber unmittelbar an den Herrn General-Divisions-Arzt Dr. Petersohn, der die fernere directe Leitung dieses Geschäftes übernehmen. und darüber weiter berichten wird.

§. 17.

Der Reg. Arzt Püdon ist Krankheits halber aller Geschäfte und hiermit auch aller Verantwortlichkeit entbunden. Nach seiner gänzlichen Wiederherstellung hat er die ärztliche Leitung im Garnison-Spitale oder Altmünster-Hofe nach denselben hier ausgesprochenen Grundsätzen und den diesfalls ertheilten Vorschriften des unterzeichneten Commissairs zu übernehmen und hiermit den anher commandirten Regiments - Arzt Dr. Hübner abzulösen, wenn nicht mittlerweile eine andere Disposition von Seite des General-Divisions-Arztes Dr. Petersohn oder einer andern ihm vorgesetzten Behörde erfolgt.

§. 18.

Die hier gegebenen Vorschriften in Bezug auf Einrichtung in den Spitälern haben bis zur gänzlichen Beendigung der Epidemie, ihre Gültigkeit.

Mainz den 9ten May 1819.

gez. Rust.

Kolibri 360 GmbH
Ferdinand-Jühlke-Straße 7
99095 Erfurt, Deutschland
produktsicherheit@kolibri360.de